Jürgen Buchbauer
Martina Kling

Effektives Training an Seilzuggeräten

Bibliografische Information der Deutschen Nationalbibliothek
Die Deutsche Nationalbibliothek verzeichnet diese Publikation in der Deutschen Nationalbibliografie; detaillierte bibliografische Daten sind im Internet über http://dnb.d-nb.de abrufbar.

Bestellnummer 8572

2., überarbeitete Auflage 2018

www.hofmann-verlag.de

Zeichnungen: David Beckham

Druck: Medienhaus Plump GmbH, Rheinbreitbach
Printed in Germany · ISBN 978-3-7780-8572-1

Inhalt

Einleitung

Worum geht es in diesem Buch?

Im einleitenden Theorieteil werden die unterschiedlichen Seilzugsysteme erklärt. Es gibt auch computergesteuerte Seilzuggeräte die in beiden Bewegungsrichtungen (konzentrisch, exzentrisch) Widerstände geben. Somit ist es eine computergesteuerte Einheit, die einen Unterschied zum herkömmlichen Seilzugsystem ausmacht. Trainieren lässt es sich an beiden Systemen gleichbleibend effektiv.

Im praktischen Teil sind Grundübungen für alle großen Muskelgruppen, die am Seilzugsystem möglich sind, genauestens beschrieben und mit einer anatomischen Zeichnung vervollständigt. Dazugehörige Dehnübungen am Ende der Übungsreihe vervollständigen die Kapitel. Der zweite praktische Teil zeigt Möglichkeiten auf, wie und was man bei Instabilitäten oder Verletzungen tun kann. Dabei werden auch die tiefliegenden und kleinen stabilisierenden Muskelgruppen aktiviert. Vieles ist am Seilzugsystem möglich, vor allem dreidimensionale Übungen. Bei welchen Belastungen mögliche Zwangslagerungen und Spitzenbelastungen entstehen können, wird mit Hilfe der Hebelgesetze und der Körperphysiologie erläutert. Damit die Sicherheit des Lesers bzw. Anwenders beim Training gewährleistet ist, wurden Indikationen und Kontraindikationen beschrieben. Seilzugsysteme bieten viele Möglichkeiten eines sinnvollen funktionellen Trainings, deshalb sind sie mit herkömmlichen Trainingsgeräten gut kombinierbar. Ein Training erfordert die Grundlagen der Trainingslehre und Trainingsphysiologie. Dieses Grundlagenwissen wurde mit Tabellen und Grafiken anschaulich dargestellt.

Jürgen Buchbauer
Sportlehrer und Physiotherapeut

Martina Kling
Physiotherapeutin i. A.
Fitness- und Gymnastiklehrerin (STB)

Danksagung

Wir bedanken uns bei folgenden Personen, die bei der Entstehung dieses Buches mitgewirkt haben: Herr Görlach, Herr Gröning und Herr Skalecki von der Firma Milon industries GmbH. Sie haben die Geräte für dieses Buch bereitgestellt. Dem Model Nicola Lindemeyer, der Fotografin Julia Weiger für die tollen Fotos, Daniel Paus, der alles „im Blick" hatte, Richard Blösch für die schnelle Umsetzung unserer Vorstellungen und für die gute Laune während der Fotosession, David Beckham für die Zeichnungen und besonders natürlich Frau Köhler und Herrn Tochtermann vom Hofmann-Verlag für die Betreuung.

1 Die Einteilung der Seilzüge/Biomechanik

Um einen Unterschied der verschiedenen Seilzugsysteme kennen zu lernen, ist es günstig deren Arbeits- und Wirkungsweise zu wissen. Eine Grundlage der Theorie des Rollenzugapparates ermöglicht eine gezieltere Anwendungsweise. Rollenzüge im herkömmlichen Sinn unterliegen physikalischen Gesetzmäßigkeiten. Die Grundformel der klassischen Rollenzugsysteme lautet:

> Arbeit (N) = Kraft (F) x Weg (S) =
> Gewichtskraft (G) x Höhe (H).

Die in diesem Band vorgestellte computergesteuerte Einheit unterscheidet sich von der klassischen Seilzugvariante, auf deren Besonderheit im Anschluss eingegangen wird. Zunächst ist es wichtig, die verschiedenen Systeme herkömmlicher Seilzüge zu verstehen. Um die Unterschiedlichkeit verständlicher darstellen zu können, bedienen wir uns einer Einteilung in „Klasse" – sprich Klassifikationen der Rollenzugsysteme. Um die Einteilung übersichtlich darstellen zu können, haben Buchbauer und Buck (2001) eine Klassifikation von I bis IIII beschrieben.

Grundsätzlich gilt bei der Physikalischen Grundformel, dass bei einer Veränderung bestimmter Konstanten sich dies auf die Arbeitsweise der Rollenzüge auswirkt. Wird beispielsweise die Wegstrecke oder Gewichtskraft geändert, ändert sich die Arbeitsleistung. Unterschiedliche Rollenzugsysteme ergeben bei gleicher Last, unterschiedliche Kraftanforderungen. Eine Differenzierung ergibt sich durch eine Klassifikation der Systeme. Eine Formel zu jeder Klasse untermauert die Einteilung auch in wissenschaftlicher Hinsicht. Die Beschreibung dazu unterstützt die praktische Umsetzung und erleichtert sie, so dass kein tieferes mathematisches oder physikalisches Wissen notwendig ist.

1.1 Rollenzugsystem der Klasse I

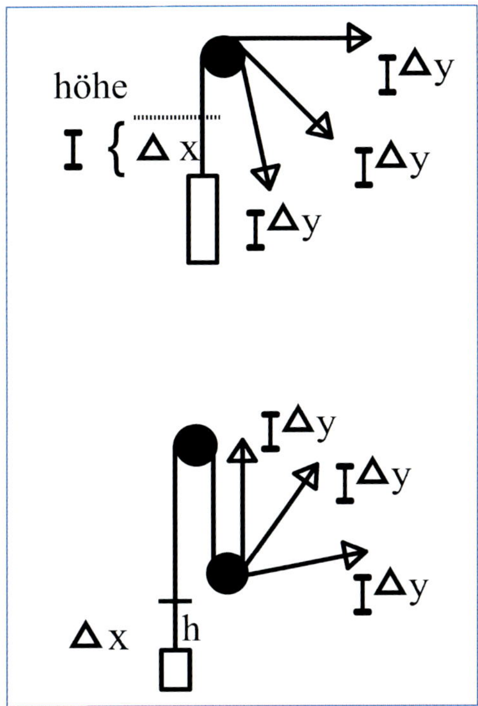

Abb. 1: Klasse I (aus: Buchbauer, 2003, S. 13).

Formel:
h = Δx = Δy = s // Δx = Δy s = h

Grundsätzlich gilt:
Gewichtskraft (G) = Trainingskraft,
wenn:
Hubhöhe (h)/Gewicht = Bewegungsweg (s).
Belastung beträgt 1 : 1

Was bedeutet eine 1 : 1 Belastung und welche Charakteristik steckt dahinter?

Rollenzugsysteme der Klasse I haben feststehende Rollen. Diese haben immer eine 1 : 1-Übersetzung. In praktischer Hinsicht bedeutet dies, wenn ein Kilo schweres Steckgewicht am Seil befestigt ist, entspricht dies der Belastung, die am Seil hängt, egal in welche

Richtung das Seil läuft. Das heißt, wenn man ein Seilzuggerät dieser Variante hat, ist die Übersetzung bei 5-kg-Abständen sehr grob gesteckt. Für einen Anfänger bedeutet die nächste Steigerung um 5 kg (zum Beispiel bei einem Bizepscurl am Schrägbett) sogleich das Ende der Übung, weil die Erhöhung zur nächsten Stufe einhundert Prozent beträgt. Ein Nachteil dieser Übersetzung ist, wenn kleine Muskelgruppen isoliert trainiert werden sollen. Die Lösung dieses Problems liegt in der feineren Abstufung bei Rollenzugsystemen.
Eine feinere Übersetzung hat das System der Klasse II. Seilzüge der Klasse II (und III) haben bewegliche, sowie feststehende Rollen (Umlenkrollen). Bei dieser Übersetzung ist das Belastungsverhältnis 1 : 2.

1.2 Rollenzugsystem der Klasse II

Das heißt, wird die Strecke b um einen bestimmten Weg (s) bewegt, halbiert sich die Gewichtsbelastung! Genauer gesagt heißt dies, ein Gewicht hebt sich um die Hälfte des Trainingsweges. Dadurch halbiert sich die Gewichtsbelastung und verteilt sich auf einen größeren Weg (Buchbauer, 2003, S. 15).
Im oben genannten Beispiel des Bizepscurls wird deutlich, dass bei dieser Übersetzung in der nächsten Stufe bei 5 kg Gewicht, nur 2,5 kg bewegt werden müssen. In der Praxis kommt es immer wieder vor, dass auch bei dieser Übersetzung die Abstufung noch zu stark ist. Beispielsweise wird eine Person nach einem Oberarmbruch und längerem Belastungsverbot durch den behandelnden Arzt, eine massive Einschränkung der Kraft und Beweglichkeit haben. Nachdem dann durch eine Physiotherapie die Beweglichkeit wieder hergestellt ist, stellt man wiederholt fest, dass sowohl Kraft und Kraftausdauer das eigentliche Defizit darstellen. Oft sind 2 kg Belastung in gebeugter Ellbogenstellung noch zuviel, je nachdem welche Konstitution die Person mitbringt. Resultat; auch die 1 : 2 Übersetzung ist (noch) nicht geeignet. Es müssen noch feinere Übersetzungen von Rollenzügen eingesetzt werden. Noch feiner abgestimmt sind Rollenzugsysteme der Klasse III!

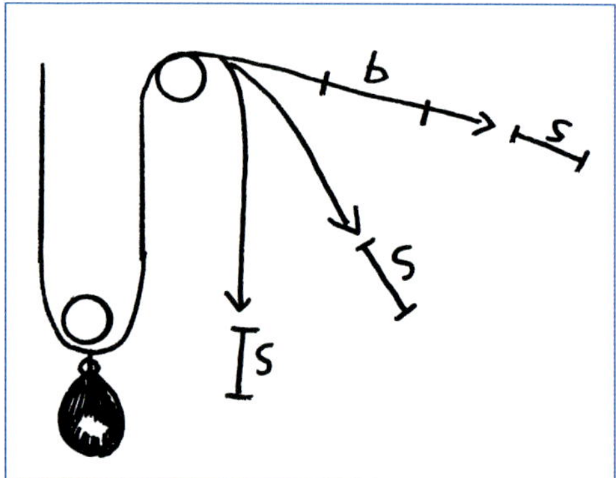

Abb. 2: Klasse II (aus: Buchbauer, 2003, S. 14).

Formel:
2 h = s a1 + a2 = b oder a = 1/2b.
Belastung ist 1 : 2

1.3 Rollenzugsystem der Klasse III

Bei Rollenzügen der Klasse III handelt es sich um 3 bewegliche und 3 feste Rollen. Wird die Strecke (s) gezogen, wird das gesamte Seil zwischen den Rollen insgesamt um S kürzer. Bei 3 beweglichen Rollen wird das gesamte Seil auf 6 Zwischenseile (s1 bis s6) verteilt. Bei einem Gewicht (G) von 6 kg am Ende des Seils wird effektiv nur 1 kg Belastung erzeugt. D. h. ⅙ der Belastung wird auf 6-fachen Weg geleistet.
Somit wird bei 3 beweglichen Rollen die Belastung durch 6 geteilt, bei 6 beweglichen Rollen durch 12 usw. Damit wird deutlich, dass eine Person nach einer Ruhigstellung des Ellbogen- oder auch Schultergelenkes von dieser noch feineren Abstimmung profitiert.

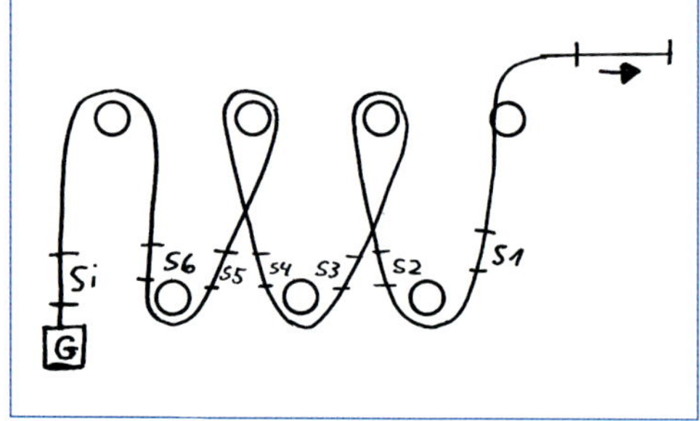

Abb. 3: Klasse III (aus: Buchbauer, 2003, S. 15).

Formel:

Kraft/n =
Anzahl beweglicher Rollen, hier n = 3

2n
ε Si = s
i = 1

(d. h. Summer aller si (s1-s6) ist S gesamt.
Strecke = 1 : Kraft/Kraft F =
Gewichtskraft G · n = Anzahl der Rollen x 2.
G = S x F
Si = ⅙ s

1.4 Rollenzugsystem der Klasse IIII

Die vierte Klasse sind ovale Übersetzungen. Bei dieser Form wird eine differenzierte Kraftbelastung möglich. Bei ovalen Übersetzungen ist es möglich, die Kraftbelastung so zu wählen, dass die Belastung zu Beginn einer Bewegung leichter ist als dies am Ende der Fall ist. Es ist möglich, bei bestimmten Gelenkwinkeln die gewünschte Kraftbelastung wirken zu lassen. Der Muskel kann somit in seinen schwächeren Kraftbereichen gezielter trainiert werden. Am Beispiel des Curls am Schrägbrett für den M. bizeps, genauer gesagt der M. brachialis, wird der Beginn der Beugebewegung schwer fallen. Gelenkschonender ist dann der Einsatz einer ovalen Übersetzung, weil die Gelenkbelastung und damit der Druck auf das Gelenk, sinken. Dies beugt Ansatzsehnenreizungen o. Ä. vor.

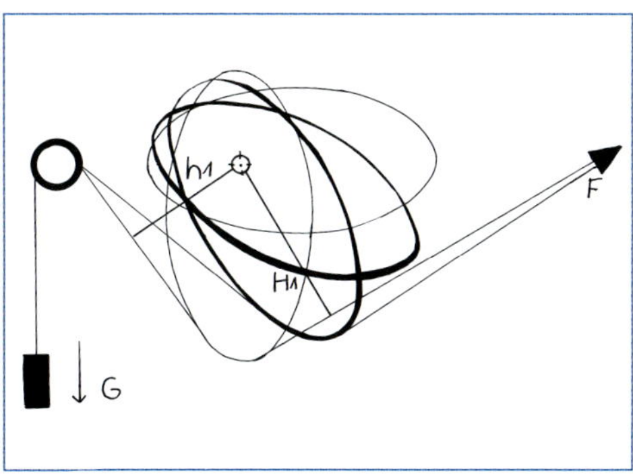

Abb. 4: Klasse IIII (aus: Buchbauer, 2003, S. 16).

1.5 Seilzugtechnik und Theraband

Ein Vergleich mit dem Gymnastik- oder Theraband zeigt einen unterschiedlichen Kraftverlauf. Wir nehmen eine Übersetzung für das Theraband an, die dem Rollenzug der Klasse III entspricht. Hier zeigt sich, dass die Belastung mit dem Seilzug konstant verläuft. Der Widerstand des Therabandes vergrößert sich mit zunehmender Verlängerung. Analog steigt auch die Belastung auf die Gelenkstrukturen. Darin zeigt sich der Nachteil eines Therabandes als Trainingsgerät. Die folgende Grafik zeigt das Kraft-Weg-Diagramm beider Systeme.

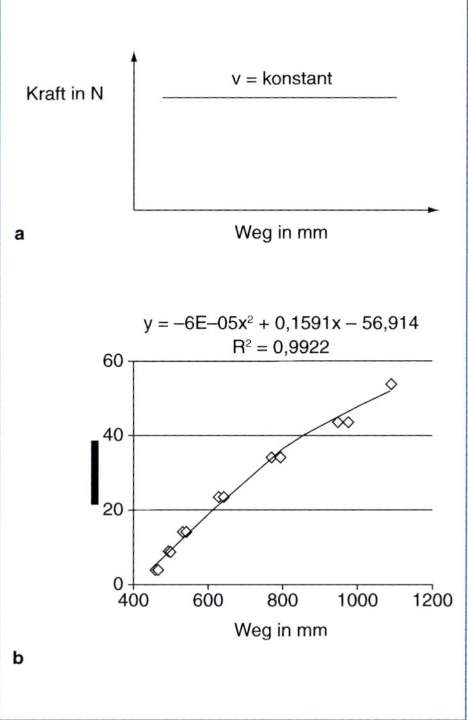

*Abb. 5 a u. b: Seilzug und Theraband im Vergleich (aus: Siegele, 2003, S. 3). Kraft-Weg-Diagramme: **a** Seilzug, **b** Theraband.*

Wie zu Beginn des Kapitels erwähnt, hat eine computergesteuerte Einheit (s. auch S. 5 u. 10) eine Besonderheit der Technik. Diese sollen mit den bereits beschriebenen Systemen verglichen und die Vorteile herausgearbeitet werden.

2 Computergesteuerte Einheit - Konzentrik - Exzentrik

Die computergesteuerte Einheit braucht keine direkten Rollenzugübersetzungen.

Welchen Vorteil bietet ein System, bei dem keine direkten Rollenzugübersetzungen gebraucht werden? Der Vorteil liegt in der besseren Ausnutzung der Muskelphysiologie. Dies bedeutet, dass die konzentrische wie auch die exzentrische Phase bei einer Bewegung wesentlich besser ausgenutzt werden können, als dies mit einer Hantel oder herkömmlichen Rollenzugsystem möglich ist! Am Beispiel des Bizepscurls ist der Vergleich leicht verständlich.

Die Intensität kann beispielsweise so gewählt werden, dass die Belastung bei der Beugung und auch bei der Streckung gleich ist. Ebenso kann die Intensität höher angesetzt werden bei der Beugung im Vergleich zur Streckung. Die nächste Möglichkeit besteht darin, die Beugung leichter zu wählen als die Streckbewegung. In der Praxis lässt dieses System demnach 3 Varianten zu:

1. Beugung mit 5 kg → Streckung 5 kg.
2. Beugung mit 5 kg → Streckung 3 kg.
3. Beugung mit 3 kg → Streckung 5 kg.

Ordnet man diesen drei Varianten drei Probanden (P) mit unterschiedlichen Stärken und Schwächen zu, ergibt sich folgende Erkenntnis:

a) Beugung: Streckung Null Differenz;
   P = Gleichmäßig belastbar.
b) Beugung: Streckung < 2 kg Differenz;
   P = Exzentrisch schwach.
c) Beugung: Streckung > 2 kg Differenz;
   P = Konzentrisch schwach.

Diese individuellen Unterschiede ergeben sich aus folgenden Bedingungen:

→ Die Konstitution des Trainierenden > athletisch, Leptosom oder pyknisch.

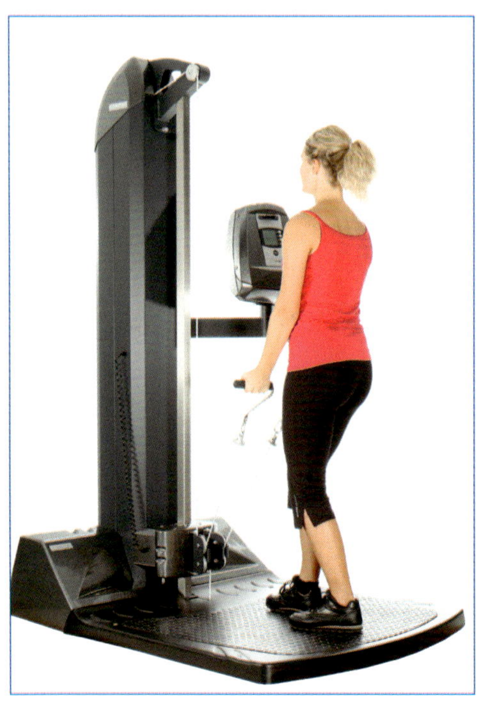

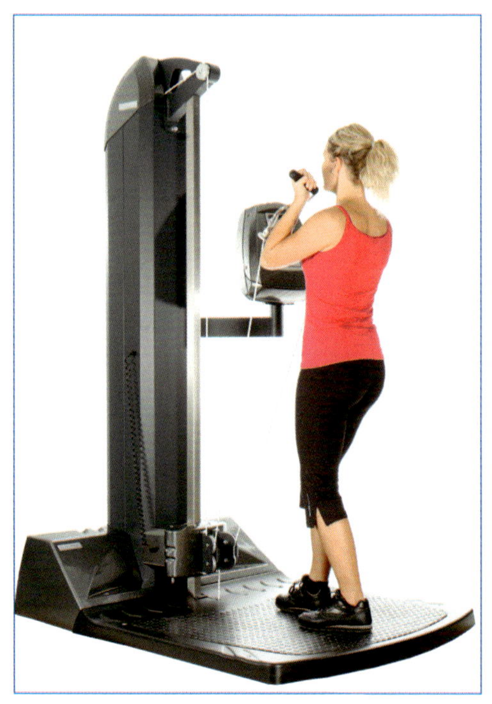

Bizepscurl im Stand.

→ Zustand nach Verletzungen oder Ruhigstellung einer Extremität.
→ Hebelverhältnisse der einzelnen Gelenke.
→ Trainingszustand und/oder sportliche Voraussetzungen und Schwerpunkte.

Bei der Konstitution des Trainierenden hat sich die Einteilung und Zuordnung nach Kretschmer als Richtwert bewährt. Dies kann bei bestimmten Übungen oder Übungsvarianten sowie Trainingsintensitäten berücksichtigt werden. Unabhängig dieser Zuordnung gilt das Alter, Trainingszustand sowie das Geschlecht. Für die Extremitäten gilt folgende Zuordnung (vgl. Preuße & Horn, 1990, S. 27):

Athletisch: Kräftige Arme und Beine.
Leptosom: Lange dünne Extremitäten.
Pyknisch: Zartknochige und relativ kurze Extremitäten.

Hierzu ist auch die Form und die Haltung des Beckens und der Wirbelsäule zu berücksichtigen.

2.1 Konzentrische, isometrische und exzentrische Kontraktion

Zur Vervollständigung sollten die physiologischen Vor- und Nachteile bei der konzentrischen, isometrischen und exzentrischen Muskelkontraktion erläutert werden. Als Beispiel wieder der M. bizeps.

Grundsätzlich kann bei der konzentrischen Muskelkontraktion maximal nur 100% erreicht werden. Die konzentrische Maximalkraft liegt rund 5 bis 20% unter den isometrisch erreichbaren Werten (Martin, Carl & Lehnertz, 1993, S. 102). Bei der exzentrischen Kontraktion ist es möglich 130% zu belasten. Der Nachteil ist, dass man auf Dauer langsam wird und die Verletzungsgefahr steigt. Warum kann bei der Exzentrik mehr bewegt werden? Es wird argumentiert, dass bei der Dehnung des Muskels durch die dabei aktivierten Muskelspindeln Dehnungsreflexe auftreten, die eine Erhöhung der Innervationsaktivität und damit eine stärkere Kontraktion bewirken (Schmidbleicher, 1984). Daraus resultiert ein schnellerer Muskelzuwachs. Diese Art von Training sollte jedoch nur als Variante genutzt werden. Die Abbildung 7 zeigt bei 90 Grad Beugung eine statische Haltearbeit. Der Vorteil liegt darin, dass dies in jedem Winkel möglich ist und damit eine gute Spannung aufgebaut werden kann. Gleichzeitig erfolgt physiologisch gesehen kein Gleitvorgang zwischen den Myofilamenten. Die Kraftbildung erhöht sich bei analoger Energieersparnis im Vergleich zur dynamischen konzentrischen Muskelkontraktion. Ein Nachteil ergibt sich, wenn der Trainierende diese statische Haltung beispielsweise mehr als eine halbe Minute einnimmt. Dabei kommt es zu einer verminderten Durchblutung und erhöhtem Blutdruck! Außerdem wird bei statischem Training keine Verbesserung der Koordination erzielt.

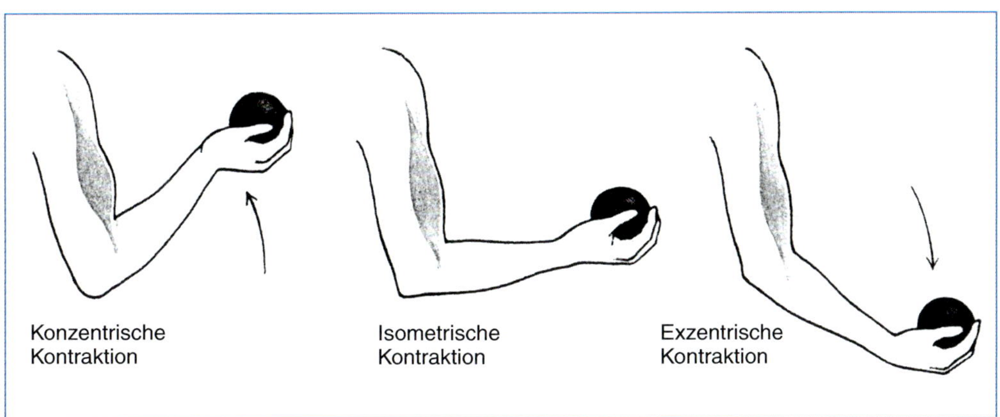

Abb. 6: Muskelkontraktionsformen (aus: Milser & Grafe, 1989, S. 24).

2.2 Der M. bizeps und das Hebelgesetz – Last- und Kraftmomente

Aus der Physik wissen wir, dass es Hebelgesetze gibt. Am Beispiel des Ellbogengelenkes als Drehpunkt, wirkt ein gehaltenes Gewicht durch den Lastarm auf den Kraftarm. Hierbei ist der Kraftarm kleiner als der Lastarm. Nach Cochran (1988) wirken Kraft und Last auf derselben Seite des Drehpunktes. Bei relativ längeren Extremitätengelenken ist es möglich, ein höheres Gewicht mit dem Unterarm (Lastarm) zu bewältigen; je nachdem wie weit die Bizepssehne vom Drehpunkt am Unterarm ansetzt (Kraftarm). Gleichzeitig erhöht sich auch physiologisch der Gelenkdruck und damit die einwirkende Kraft auf die Ansatzsehne des M. Bizeps! Die Gefahr steigt bei zu schneller Erhöhung der Gewichtsbelastung, so dass es zu Sehnenansatzreizungen und Entzündungen kommen kann. Dies sollte bei Übungen und Konstitution des Sportlers berücksichtigt werden.

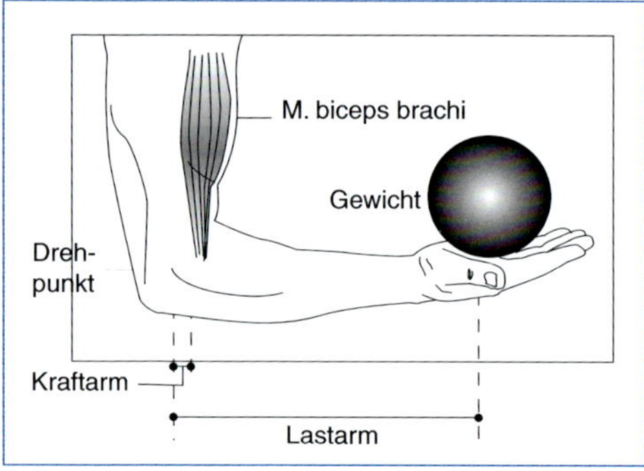

Abb. 7: Unterarm mit Gewicht.

Wenn wir beim Beispiel des M. bizeps bleiben, ergibt sich noch folgende Frage bei Problemen einer Reizung der Ansatzsehne am Unterarm. Wie viel Muskelkraft in Newton muss bei einer Belastung von 10 kg Haltearbeit aufgebracht werden? Wir nehmen für den Abstand vom Angriffspunkt dieser Kraft bis zum Ellbogengelenk als Drehpunkt eine Strecke von 30 cm an. Vom Angriffspunkt der vom M. Bizeps am Knochen angreifenden Sehne bis zum Ellbogengelenk eine Strecke von 5 cm. Berechnet wird die im Sehnenansatzpunkt senkrecht angreifende Kraft F 90° (vgl. Bäumler & Schneider, 1981, S. 73, 74). Aus der Formel Kraft x Kraftarm = Last x Lastarm ergibt (F 90° x 5 cm = 100 N x 30 cm) sich eine Kraft von 600 Newton die bei Halten in 90 Grad Gelenkstellung aufgebracht werden muss.

Bei gestrecktem Arm hat die Sehne ca. das Zehnfache an Kraft aufbringen, um ein Gewicht von 10 kg zu halten. Dies resultiert daraus, dass die Sehne nicht unter einem Winkel von 90° ansetzt, sondern unter 5°. Umgerechnet ergibt die Kraft F 90° auf diesen Angriffswinkel über die Winkelsinusfunktion (sin) 6881 Newton. Umrechnung lautet:

$$F5° = \frac{F\ 90°}{\sin 5°} = \frac{600\ N}{0.0872} = 6881\ N$$

Hieraus ist leicht zu erkennen, wenn eine Last (Wäschekorb o. Ä.) auf eine oder über eine erhöhte Position (Ablage, Autokofferraum) gebracht werden soll, ist es günstig dies körpernah zu tun. Weit weg vom Körper bedeutet mehr Kraftaufwand für die Lendenwirbelsäule, und damit erhöhter Druck auf die Bandscheiben.

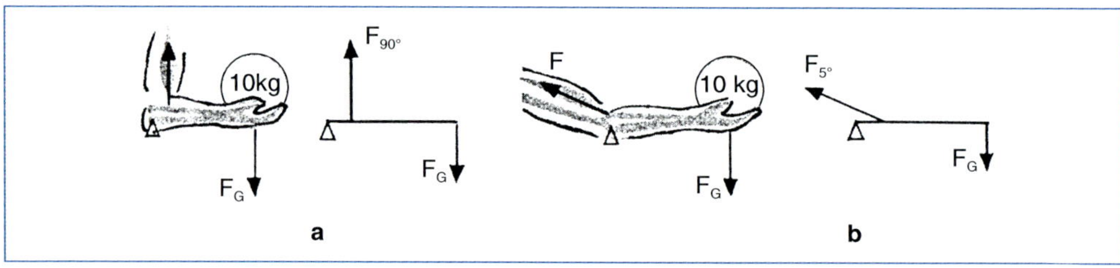

Abb. 8: Muskelkraft bei gebeugten und gestreckten Arm (aus: Bäumler & Schneider, 1981, S. 74).

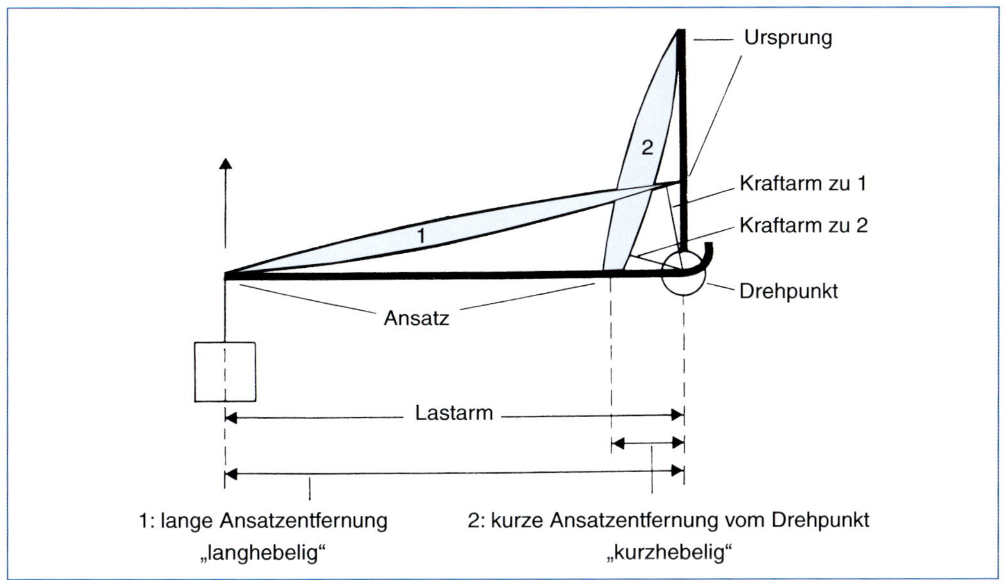

Abb. 9: Hebelarmverhältnisse am arbeitenden Muskel (aus: Grosser et al., 1987, S. 106).

Ein Punkt, den es im Rahmen der einwirkenden Kräfte auf die Gelenke zu berücksichtigen gilt, ist die Belastung bei Änderung von punctum fixum und punctum mobile. Das Beispiel des M. bizeps soll dies wieder verdeutlichen. Eine Entfernung von Muskelursprung (= punctum fixum) und Muskelansatz (= punctum mobile) vom Gelenkdrehpunkt hat einen direkten Einfluss auf den Bewegungsausschlag!

Verkürzt sich ein Muskel mit nahem Ursprung und entfernten Ansatz, so gibt es nur einen geringen Bewegungsausschlag. Verkürzt sich

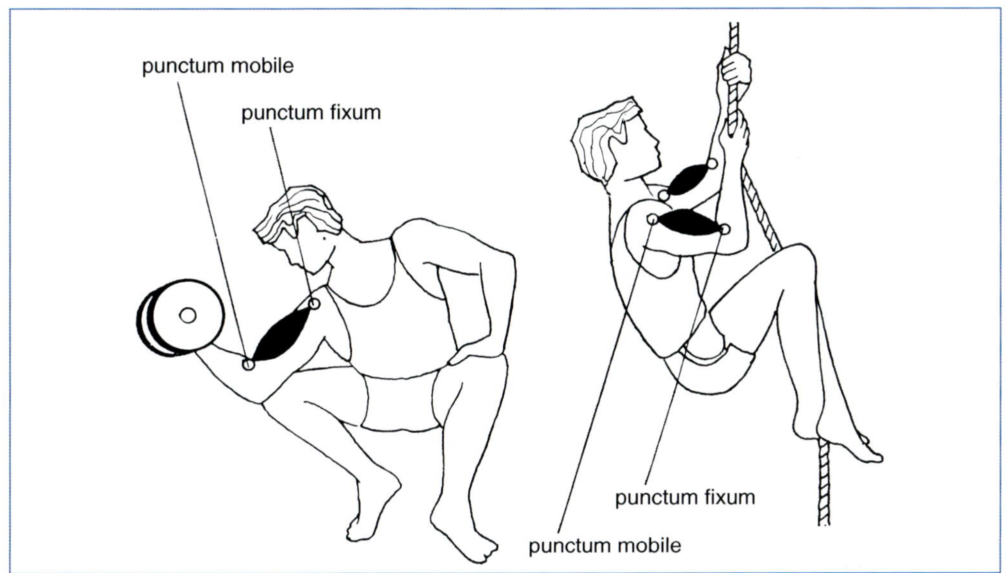

Abb. 10: Änderung von punctum fixum und punctum mobile bei Bizepscurls und Klimmzug (aus: Grosser et al., 1987, S. 108).

ein Muskel mit entfernten Ursprung und nahem Ansatz, so gibt es große Bewegungsausschläge (Grosser et al., 1987, S. 106).
Physiologisch wird dies so definiert, dass ansatzferne Muskeln typische Halte- und ansatznahe Muskeln typische Bewegungsmuskeln sind. Der M. bizeps ist ein zweigelenkiger Muskel, der seinen Ursprung am Schultergelenksbereich- und seinen Ansatz am Unterarm hat. So beugt er im Ellbogengelenk und bewegt das Schultergelenk mit dem vorderen Deltamuskelanteil nach vorne oben. Bei einem Bizepscurl im Stand nähert sich also der Ansatz (P. mobile) dem Ursprung (P. Fixum). Der Ursprung im Schultergelenksbereich bewegt sich nicht. Die Kräfte- und Belastungsverhältnisse sind überschaubar. Werden zum Beispiel Klimmzüge gemacht, ändern sich die Belastungsverhältnisse. Dies sollte berücksichtigt werden, weil sich nun P. mobile und P. Fixum umdrehen (Abbildung 10)!
Diese Veränderung der Belastungsverhältnisse kann durch Tausch von P. Fixum - und mobile im Trainingsprozess Schwächen und Stärken berücksichtigen. Am Seilzug kann die Klimmzugbewegung beispielsweise einarmig im Stand simuliert und somit neue Trainingsreize gesetzt werden. Bei Verletzungen ist es damit möglich, die noch nicht voll zu belastenden Gelenkanteile schonend zu behandeln.

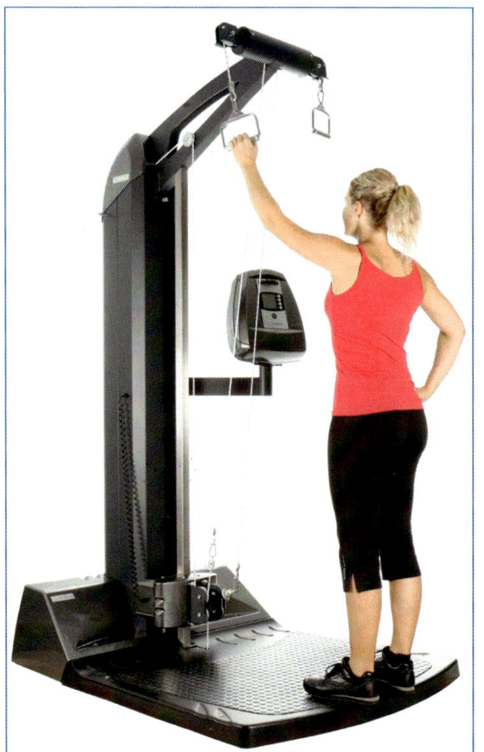

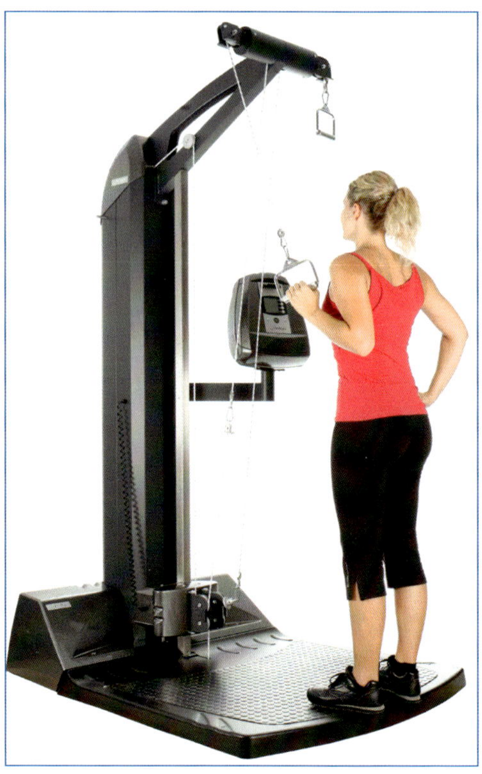

Einarmige Bewegung des Armes aus der Elevation in 90° Beugung des Ellbogengelenkes.

3 Die Seilzugtechnik am Beispiel einer sportartspezifischen Übung

Am Seilzug ist das Training einer sportartspezifischen Technik möglich. Es können bestimmte Phasen trainiert werden, jedoch nicht alle Techniken einer Sportart. Der Vorteil des Trainings einer spezifischen Technik an diesem Gerät liegt darin, dass man immer wieder in die Ausgangsstellung zurückgezogen wird. An einem herkömmlichen System bewegt man beispielsweise konzentrisch explosiv in eine Richtung und wird dann, entsprechend der Belastung, in die exzentrische Phase, analog der identischen Belastung zurückgezogen. Bei einem computergesteuerten Gerät ist es möglich, die exzentrische Phase schwerer zu machen, so dass der Sportler auch in dieser Phase vermehrt stabilisieren muss. Die stabilisierenden Rumpfmuskeln werden im Sinne der intermuskulären Koordination viel besser beansprucht. Eine Möglichkeit, die eine Technik unter „normalen" Bedingungen nicht zulässt. Am Beispiel eines Kugelstoßers wird dies deutlich. Die gesamte Bewegung besteht aus dem Angleiten im Ring, der Drehung aus der Hüfte nach vorne (Rotation nach links) bei gleichzeitiger Rücklage des Oberkörpers (Rotation nach rechts) am Beispiel eines Rechtshänders. Aus dieser schnelleren Rotation der Hüfte im Vergleich des Oberkörpers kommt der Sportler in die Stoßauslage und stößt dann die Kugel explosiv im Winkel von ca. 47° nach vorne.

Weltklasse-Sportler stoßen bei den Männern die über 7 kg schwere Kugel über 20 Meter. Entscheidend ist die explosive Kraft in der gesamten Angleitphase aus den Beinen und die Umsetzung der Kraft aus der Rotation des Rumpfes auf den Arm für den Stoß. Kugelstoßer trainieren beispielsweise deswegen auch Schrägbankdrücken im Winkel von ca. 45 bis 47 Grad, um die oberen Brust- und den vorderen Deltamuskel zu stärken.

Die Technik wird an diesem Beispiel eines Rechtshänders wie folgt beschrieben (vgl. Bauersfeld & Schröter, 1980, S. 297; Schmolinsky, 1980, S. 334):

Ausführung:

1. Ausgangsstellung
2. Mittelposition
3. Endstellung.

Zeichnung zu 1 – Körpergewichtsverlagerung über gebeugten rechten Bein, linkes Bein nach hinten gestreckt und steht parallel zum rechten Bein. Hüfte gegengedreht im Verhältnis zur Wirbelsäule (s. Abb. 11).

Zeichnung zu 2 – Aktive Streckbewegung nach vorn – oben aus dem rechten Bein beginnend (s. Abb. 12).

Zeichnung zu 3 – nachfolgendes Nach-vorn-Drehen des Knies und der rechten Hüftseite, d. h. die rechte Hüfte ist im Vergleich zur Stoßschulter vorgezogen. Nach dem „Öffnen" der Körperseite erfolgt dann die Stoßbewegung im Winkel von ca. 47 Grad (vgl. Ehlenz, Grosser & Zimmermann, 1983, S. 54) (s. Abb. 13).

An diesem Beispiel ist ersichtlich, dass auch der Trizeps, Bauch – Rücken und Beinmuskeln trainiert werden müssen. Im praktischen Teil dieses Bandes wird näher darauf eingegangen.

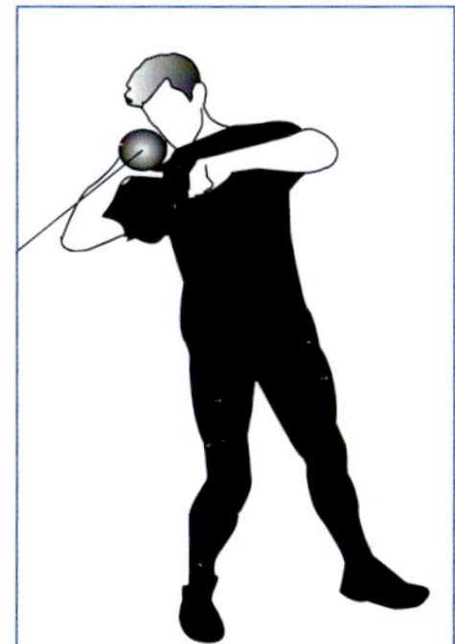

Abb. 11

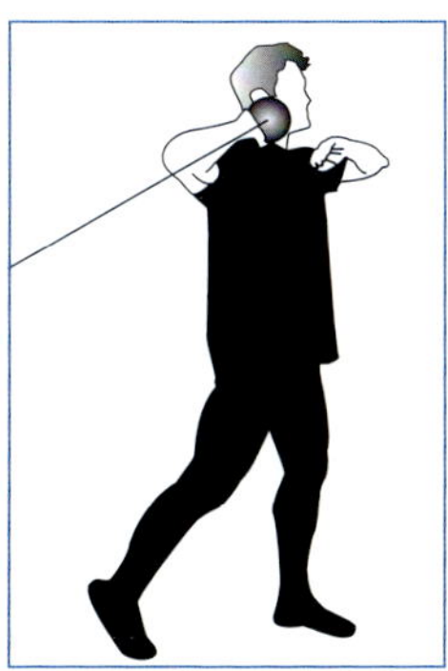

Abb. 12

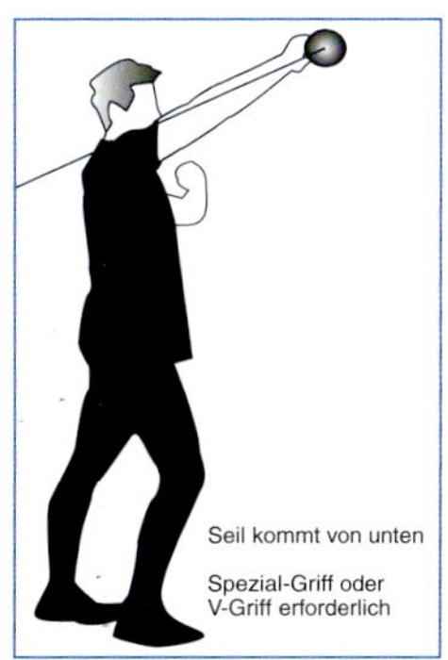

Abb. 13

4 Begrenzende Bewegungen eines Gelenkes und mögliche Zwangslagerungen

Unter begrenzender Bewegung versteht man eine Bewegung der Extremität bei Kontraktion (des Muskels), die nicht über angrenzende Gelenke weiterlaufen. Nach Klein-Vogelbach (2000) sind Bewegungen die über diese Grenze laufen, so genannte weiterlaufende Bewegungen.

Am Beispiel der Armbewegung nach vorne oben (Elevation) wird dies offensichtlich. Wenn der Arm in Elevation gebracht wird, lässt das Schultergelenk je nach individueller Beweglichkeit, ca. 170 Grad Bewegung zu. Soll der Arm weiter nach hinten gebracht werden, so ist dies nur möglich, wenn die Lendenwirbelsäule (LWS) in Extension gebracht wird. Bei einer korrekten Schulterübung wie Frontheben mit maximalem Bewegungsradius ist eine Mitbewegung der LWS zu vermeiden, um auf Dauer die Wirbelsäule nicht zu schädigen. (Abb. 14). Hingegen ist beim Gewichtheben, der Disziplin Reißen, die Ausnutzung der Extension (LWS) notwendig um eine optimale Körperspannung und intermuskuläre Koordination zu erreichen. Die Gewichtheber schützen sich davor indem sie einen Gewichthebergürtel tragen.

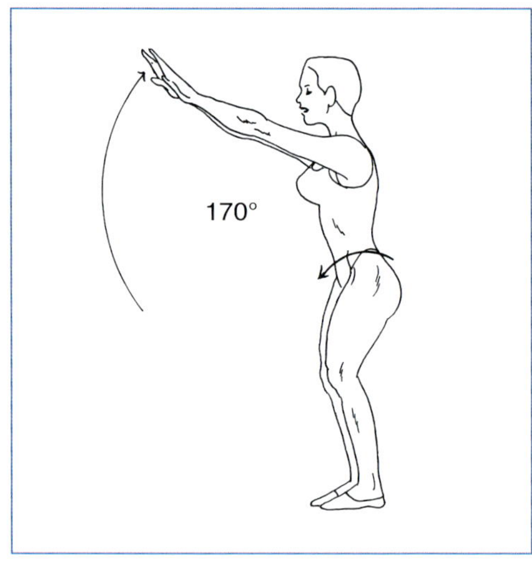

Abb. 14: Frontheben mit Elevation für die vordere Schulterregion und M. seratus anterior (aus: Buchbauer, 2003, S. 20).

Weiterlaufende Bewegungen werden somit von der Gelenkanatomie begrenzt und sollen bei schweren Kraftübungen vermieden werden. Bei bestimmten Übungsausführungen oder Geräten können auch so genannte Zwangslagerun-

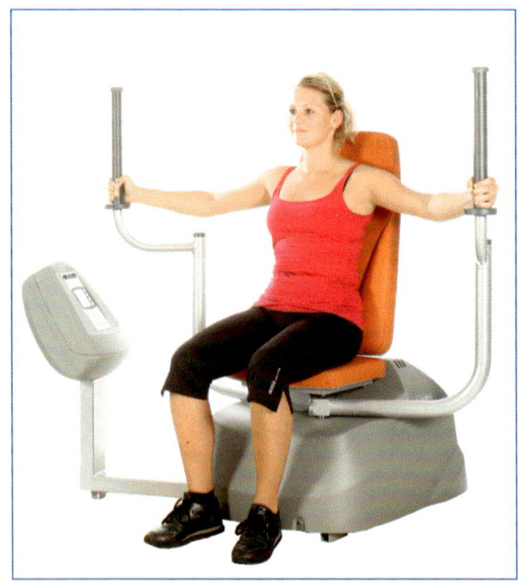

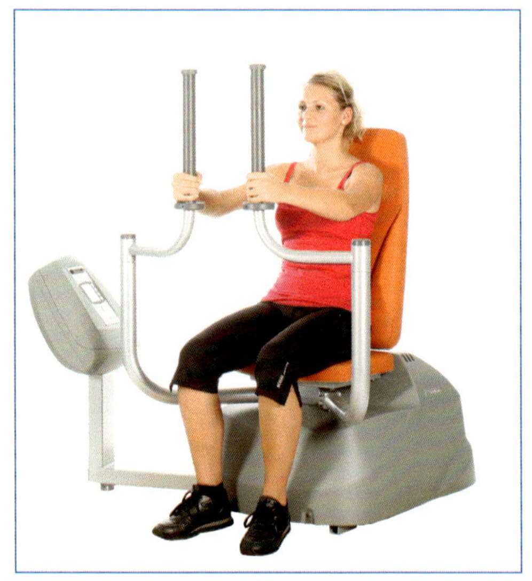

a) Übung Butterfly

gen zu Überlastungen oder Schädigungen der Gelenke, Muskeln, Sehnen und Bändern führen. Eine ungefähre Definition einer „Zwangslage" unterliegt folgenden Gesichtspunkten. Nach Gottlob (2001, S. 93) ist eine Übung dahingehend zu überprüfen ob es bei einem Bewegungsumkehrpunkt zu einer Überdehnung lokaler Strukturen eines Gelenkes, beziehungsweise zu einer reduzierten Gelenksicherung und/oder einer erhöhten Gelenkbelastung kommen kann!

Hierzu ein Vergleich von 2 Übungen an ein und demselben Gelenk:

a) Butterfly für den M. pectoralis = Ventraler Schultergelenkanteil.
b) Butterfly reverse für die M. rhomboiden = Dorsaler Schultergelenkanteil.

Anmerkung: Bei beiden Ausführungen steht das Gelenk in Abduktion bei 90 Grad und Außenrotation!

Zu a)
Die klassische Ausführung führt am Umkehrpunkt der Bewegung bei maximalem Bewegungsradius zu sehr hohen Gelenkdrücken im vorderen Schultergelenkanteil. Man spricht auch von einem Gelenkstop. Die passiven Gelenkanteile, wie der Kapsel-Bandapparat, haben damit das Maximum an Belastung erreicht. Somit ist offensichtlich, dass bei den letzten Wiederholungen einer Serie (Ermüdung), der Umkehrpunkt nicht mehr gehalten werden kann. Es kann zu Verletzungen des Gelenkes oder Muskelmantels kommen. Bei einem instabilen Schultergelenk ist diese Position kontraindiziert, weil es die Luxationsstellung provoziert!

Zu b)
Bei der Übung Butterfly reverse und gleicher Gelenkposition werden die Schulterblätter zur Wirbelsäule bewegt. Es wird der Antagonist (Agonist = M. pectoralis) mit dieser Übungsausführung trainiert. Im Vergleich zum Butterfly kann es bei einem ermüdeten Muskel zu keiner Zwangslagerung des Gelenkes kommen, weil selbst bei Erschöpfung die Arme nach vorne „gedrückt" werden. Das heißt, das Gelenk wird lediglich wieder in seine Ausgangsposition bewegt. Bei Übungen, bei denen es zu Zwangslagerungen kommen kann, ist es hilfreich entweder einen Trainingspartner zu haben oder die Bewegung mit einer Einstiegshilfe vorzeitig zu stoppen.

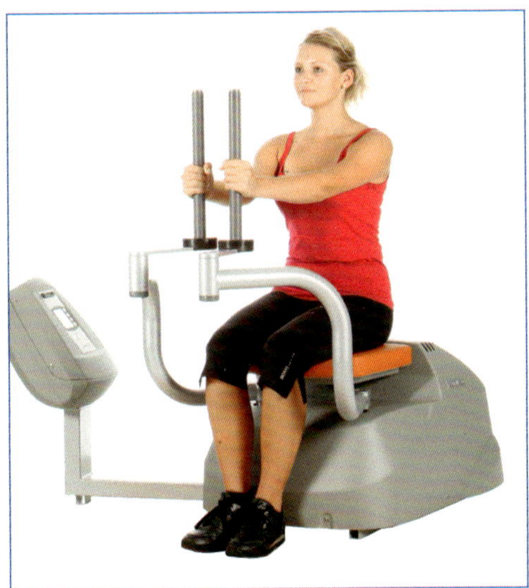

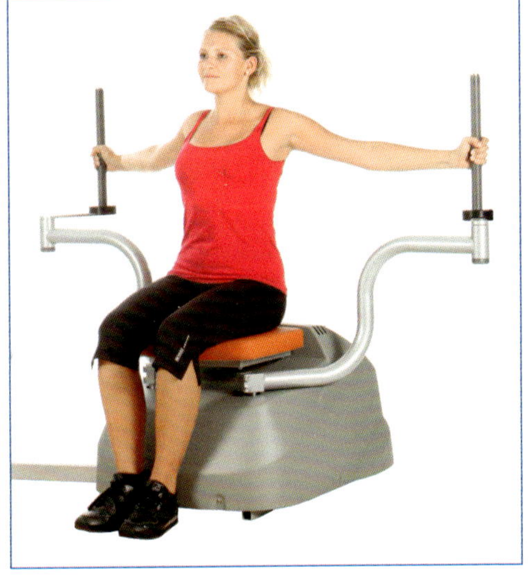

b) Übung Butterfly reverse

5 Durchschnittliche Beweglichkeit von Wirbelsäulenabschnitten und einzelnen Gelenken

Um die im vorigen Kapitel angesprochenen begrenzenden Bewegungen eines Gelenkes und möglichen Zwangslagerungen besser zu verstehen, ist es hilfreich, in etwa die natürliche Beweglichkeit eines Gelenkes oder der Wirbelsäule zu kennen. Individuelle Unterschiede bedürfen einer qualitativen Unterscheidung. Diese Normwerte, basierend auf Literaturangaben, geben zumindest einen Richtwert zur Beurteilung der Beweglichkeit anhand von Gradzahlen. Damit kann man auch feststellen, ob eine verkürzte Muskelgruppe den Bewegungsradius (noch) nicht zulässt oder ob eine Gelenksblockierung vorliegt. Eine genaue Analyse gehört allerdings in die Hände des Arztes, Physiotherapeuten oder Sportlehrers. Als Richtwert dienen sie allemal.

Die Gradzahlen richten sich nach Angaben von Freiwald (1991), Gimbel und Kalkbrenner (1992) und Gottlob (2001).

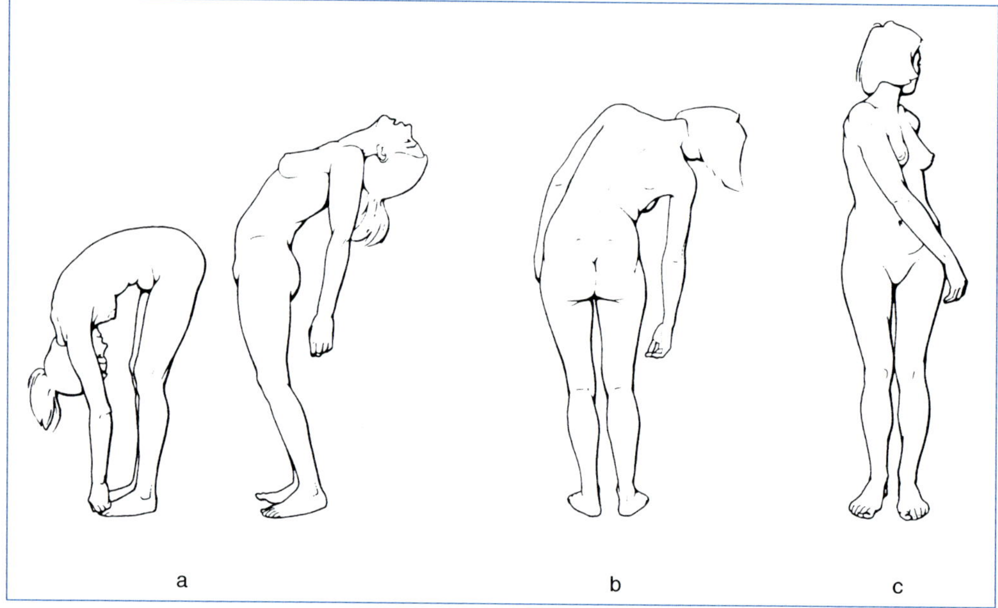

Abb. 15: Grundbewegungen der Wirbelsäule (nach Niethard & Pfeil, Orthopädie, 3. Aufl. Hippokrates 1997; aus: Gottlob, 2001, S. 176). a) Flexion/Extension b) Lateralflexion c) Rotation

	Flexion (+)/Extension (-)	Lateralflexion	Rotation
HWS	+ 70° - 60°	± 40°	± 70°
BWS	+ 30° - 20°	± 20°	± 40°
LWS	+ 60° - 30°	± 25°	± 5°
Gesamt WS	+ 140° - 110°	± 85°	± 115°

Abb. 16: Durchschnittliche Beweglichkeit der einzelnen WS-Abschnitte basierend auf Literaturangaben und Messungen nach Gottlob (aus: Gottlob, 2001, S. 176).

Abbildung 15 zeigt die Grundbewegungen der Wirbelsäule aus Flexion und Extension (a), Lateralflexion (b) und Rotation (c). In der Orthopädie wird die Flexion der Lendenwirbelsäule (a) auch als Maßstab für die Beweglichkeit (Finger-Bodenabstand = FBA) herangezogen. Je höher der Abstand zum Boden desto unbeweglicher die LWS. Günstiger ist der Langsitz als Maßstab, dabei ist die Ausweichmöglichkeit gleich Null.
Abbildung 16 zeigt die dazugehörigen Gradzahlen der einzelnen Wirbelsäulenabschnitte im Durchschnitt.
Die Beweglichkeit der Wirbelsäulenabschnitte ist individuell - graduell verschieden und abhängig vom Alter, Geschlecht und Konstitution, sowie des Trainingsstatus ob Anfänger oder Fortgeschrittener. Die gesamte Bewegungsamplitude von durchschnittlich 250° wird beispielsweise aus voller Beugung zur maximalen Streckung der Wirbelsäule erreicht. Dies wird aus der Abbildung 16 - gesamte LWS Bewegung - ersichtlich und in Abbildung 15a dargestellt. Die Rotation nimmt anatomisch bedingt von der Halswirbelsäule zur Lendenwirbelsäule ab. Die LWS rotiert im Vergleich zur BWS um ca. 35 Grad weniger. Von daher sind so genannte „Hexenschüsse" in der LWS häufiger anzutreffen, ebenso Bandscheibenvorfälle. Weil die Dreh- und Rotationsachsen durch den Bandscheibenkern verlaufen, geht dies bei Blockierungen mit Fehlstellungen der Wirbelsäule auf Kosten der Bandscheiben.
Die Bewegungsradien der angrenzenden Gelenke sind abhängig vom Alter, Geschlecht und Konstitution, sowie des Trainingsstatus. Das gilt für Anfänger und Fortgeschrittene. Bei manchen Sportarten, wie Ballett oder Kunstturnen, ist Überbeweglichkeit notwendig. Ebenso gibt es angeborene Überbeweglichkeiten bedingt durch einen „laschen" Bandapparat. Diese sollen jedoch nicht als Beispiel dienen. Das Ziel ist die Mindestbeweglichkeit, die das Gelenk auf natürlich Weise zulässt. Dies kann zum Beispiel als Zielvorgabe bei eingeschränkter Gelenkbeweglichkeit durch Arthrose dienen.

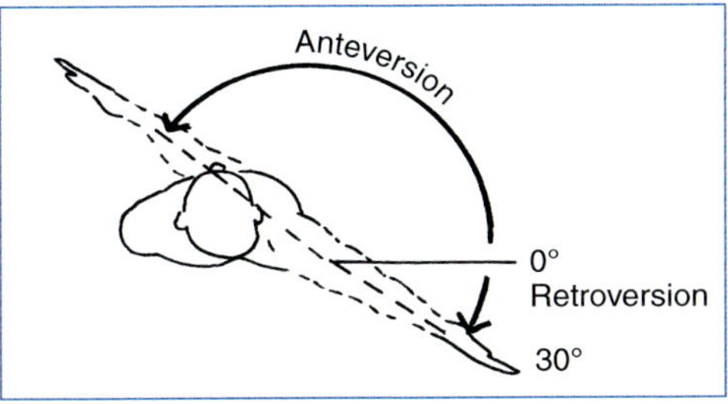

Abb. 17: Das Schultergelenk: Anteversion, Retroversion ca. 140:30 Grad (aus: Buchbauer, 2003, S. 21).

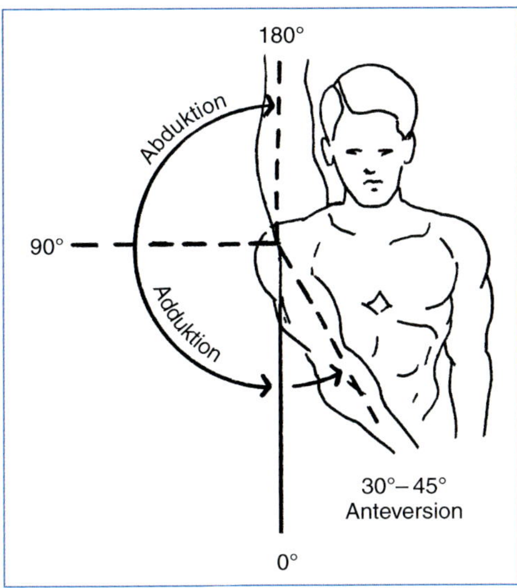

Abb. 18: Das Schultergelenk: Abduktion und Adduktion ca. 180:0 Grad (aus: Buchbauer, 2003, S. 22).

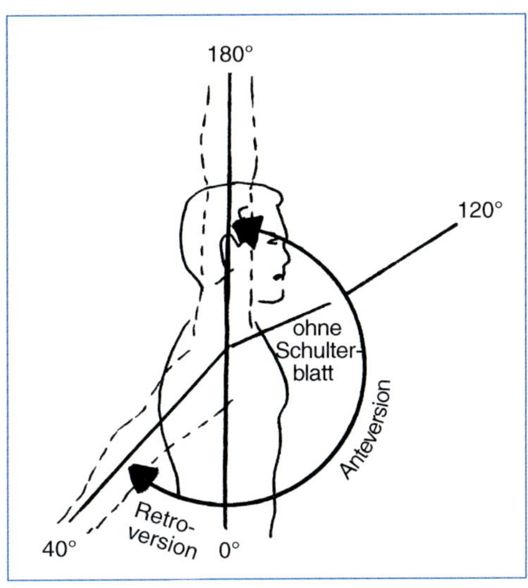

Abb. 19: Das Schultergelenk: Flexion und Extension/Retroversion ca. 180:0:40 Grad (aus: Buchbauer, 2003, S. 22).

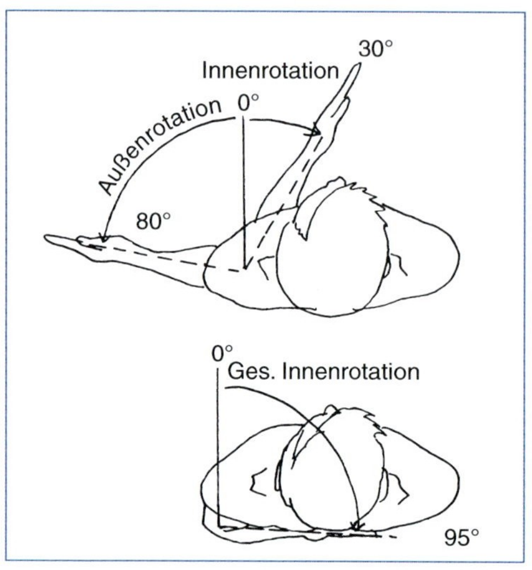

Abb. 20: Das Schultergelenk: Innen- und Außenrotation bei gebeugten Ellbogen ca. 30 : 80 Grad. Gesamtradius 95 Grad (aus: Buchbauer, 2003, S. 22).

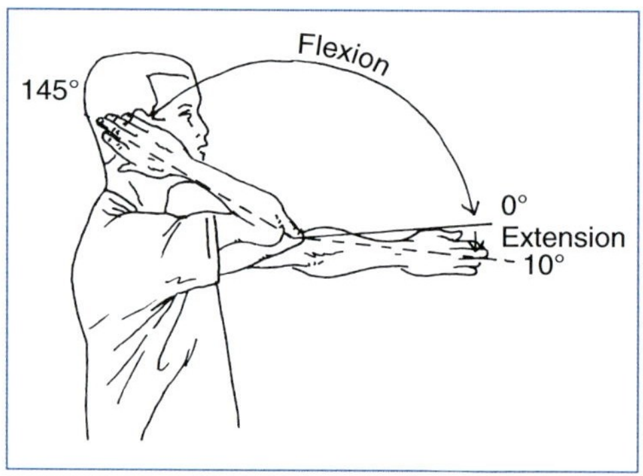

Abb. 21: Das Ellbogengelenk: Flexion und Extension ca. 145 : 10 Grad (aus: Buchbauer, 2003, S. 22).

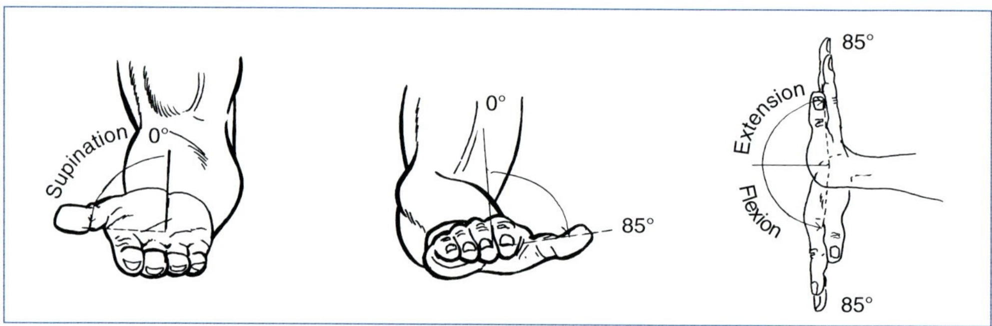

Abb. 22: Das Handgelenk: Supination und Pronation ca. 90 : 85 Grad. Flexion und Extension ca. 85 : 85 Grad (aus: Buchbauer, 2003, S. 22).

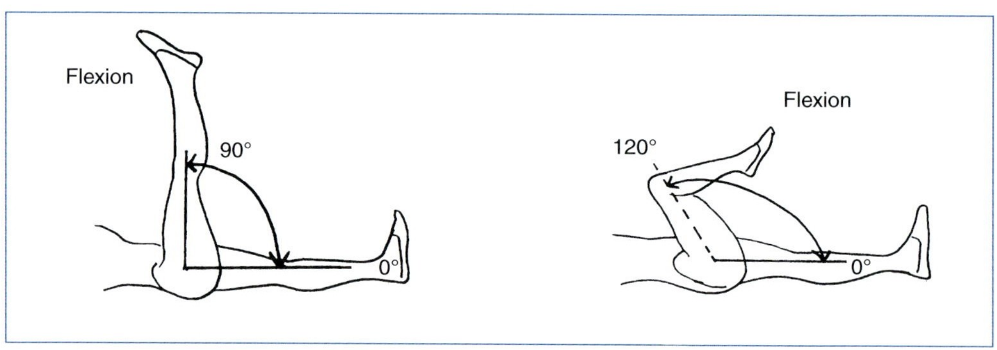

Abb. 23: Das Hüftgelenk: liegende Position. Flexion bei gestrecktem Bein 90 Grad. Angewinkeltes Bein 120 Grad Flexion (aus: Buchbauer, 2003, S. 24).

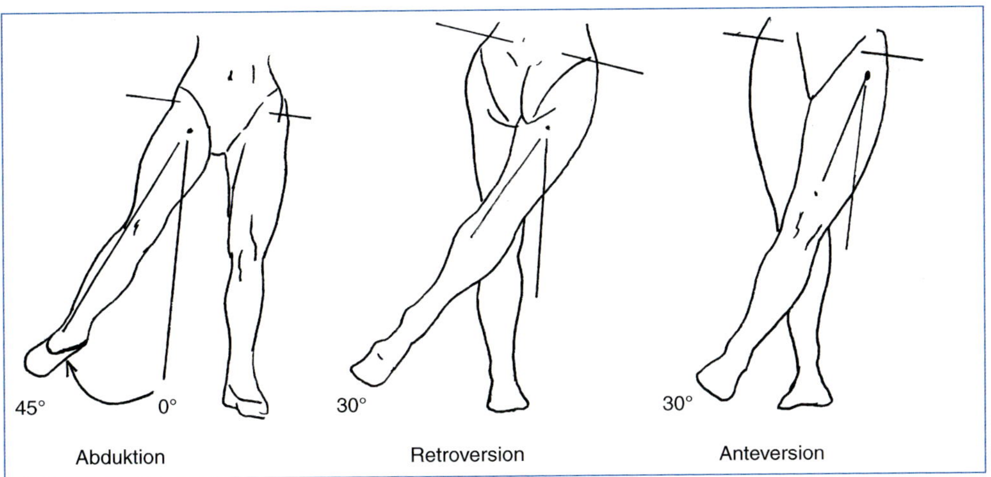

Abb. 24: Das Hüftgelenk im Stand: Abduktion ca. 45 Grad, Retroversion = hinter der Hüfte ca. 30 Grad. Anteversion = vor der Hüfte ca. 30 Grad. Die Bewegungen erfolgen aus gestreckter Hüfte und sind bei Arthrose stark eingeschränkt, ebenso die Innen- und Außenrotation. Im Sitzen bei 90 Grad gebeugter Hüfte beträgt der Bewegungsradius Innenrotation/Außenrotation ca. 40:60 Grad (= nicht abgebildet) (aus: Buchbauer, 2003, S. 25).

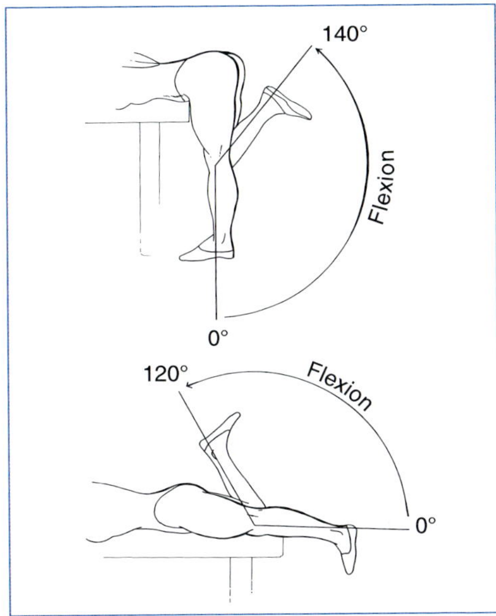

Abb. 25: Das Kniegelenk: Flexion bei gestreckten Hüftgelenk ca. 120 Grad, bei gebeugten ca. 140 Grad. Hieraus wir ersichtlich, dass bei der Übung Beincurl in Bauchlage für die Ischiocruale Muskelgruppe, immer eine Hüftbeugung notwendig ist um im Kniegelenk mehr flektieren zu können. Ebenso sollte die Übung im Stand ausgeführt, der Oberkörper leicht gebeugt sein (aus: Buchbauer, 2003, S. 26).

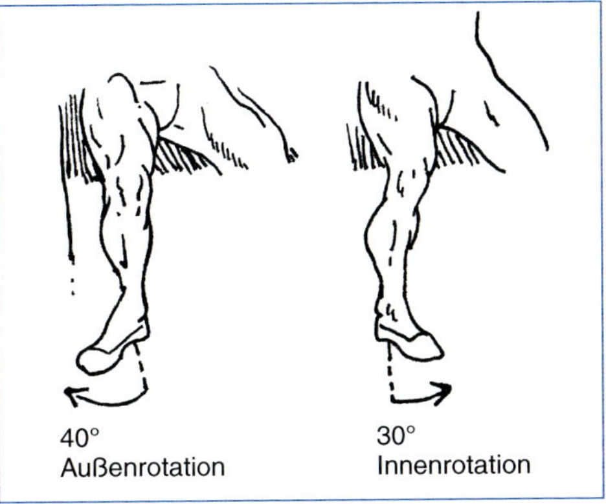

Abb. 26: Das Kniegelenk: Innen- und Außenrotation ist nur bei gebeugter Hüfte möglich, im gestreckten Zustand rotiert man über die Hüfte weil das Gelenk verriegelt ist. Innen: Außenrotation ca. 30:40 Grad (aus: Buchbauer, 2003, S. 26).

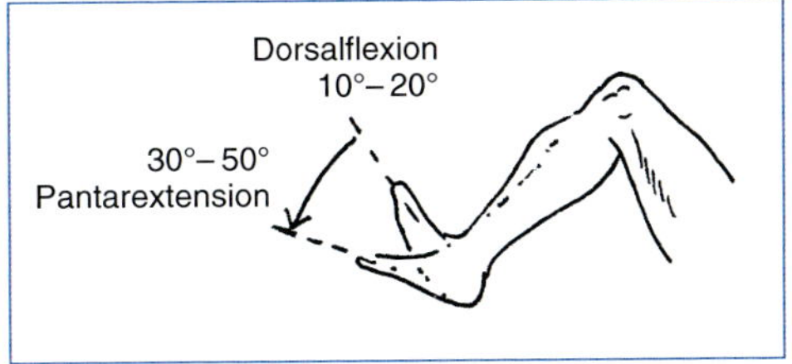

Abb. 27: Das Sprunggelenk: Dorsalflexion (Beugung) und Plantarextension (Streckung) beträgt im oberen Sprunggelenk = OSG ca. 10–20:30 – 50 Grad. Bewegungen im unteren Sprunggelenk = USG finden in Pro- und Supination statt über die M. Peroneus. Nicht abgebildet. (aus: Buchbauer, 2003, S. 26).

6 Muskelschlingen und Koordination

Bereits im Kapitel 2.2 wurde auf die Funktion am Beispiel des M. bizeps darauf hingewiesen, dass der Austausch von punctum fixum zu p. mobile bei einem zweigelenkigen Muskel erweiterte Trainingsmöglichkeiten zulässt. Das Training von gesamtem Muskelschlingen in seiner koordinativen Kettenfunktion (Muskelfunktionsschlingen) bietet noch mehr Möglichkeiten. Dies ist an einem Seilzuggerät oder freien Hantel viel besser möglich, als an einem Gerät in geführter (isolierter) Bewegung wie beispielsweise den Bizepscurl am Schrägbrett. Beide Trainingsformen sollen sich in einer Trainingseinheit ergänzen.

Muskelgruppen wirken durch intermuskuläre Koordination zusammen. Dieses Zusammenwirken wird durch Muskelschlingen bei einer Bewegung im Raum gewährleistet. Durch das neuromuskuläre Zusammenspiel von Muskel und Gelenk hat der Körper die Möglichkeit propriozeptiv die richtige Stellung einzunehmen. Man denke an den Olympiasieger Fabian Hambüchen, der bei seinem spektakulären Abgang, zeitlich perfekt den Stand in kürzester Zeit vorbereiten muss. Dies erfordert bereits eine zeitlich genaue Feinstkoordination. Für den Fitnesssportler ist es wichtig zu wissen, dass bereits eine Verbesserung von Grob- zur Feinkoordination bei einer Komplexübung genügt, seine Wahrnehmung und das gesamte Körpergefühl zu verbessern. Dreidimensionale Übungen fördern nicht nur die Koordination sondern auch die Kognition, weil diese Art von Training mehr Neuronenverbindungen im Gehirn aktiviert. Damit wird ersichtlich, dass isolierte als auch komplexe

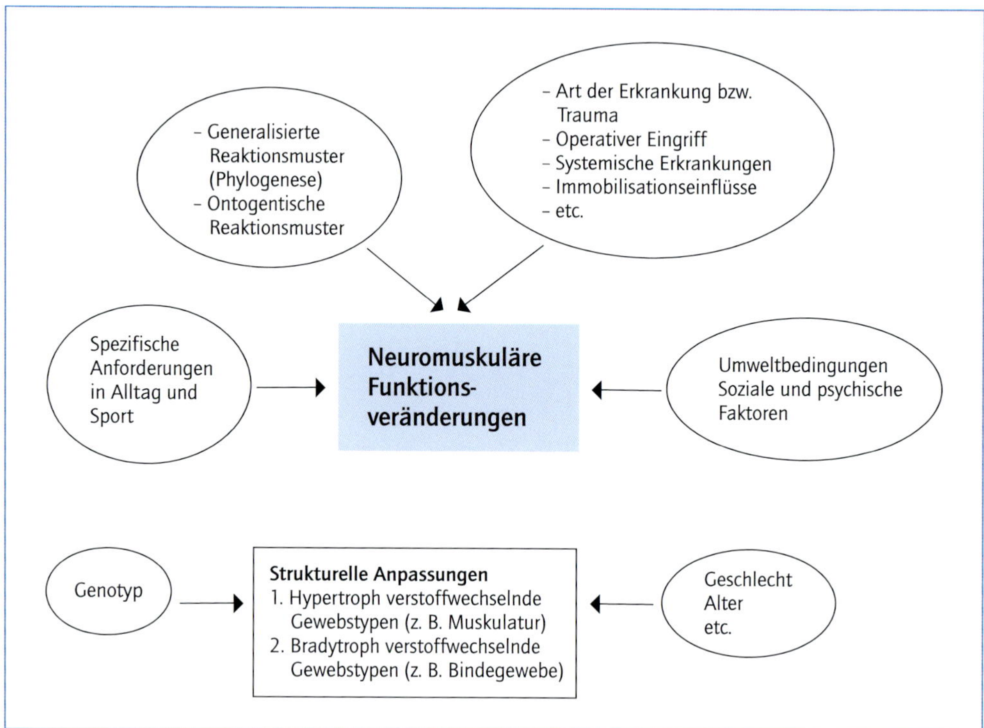

Abb. 28: Neuromuskuläre Funktionsveränderungen, Einflüsse und Folgen (aus: Zichner, Engelhardt, Freiwald, 1999, S. 166).

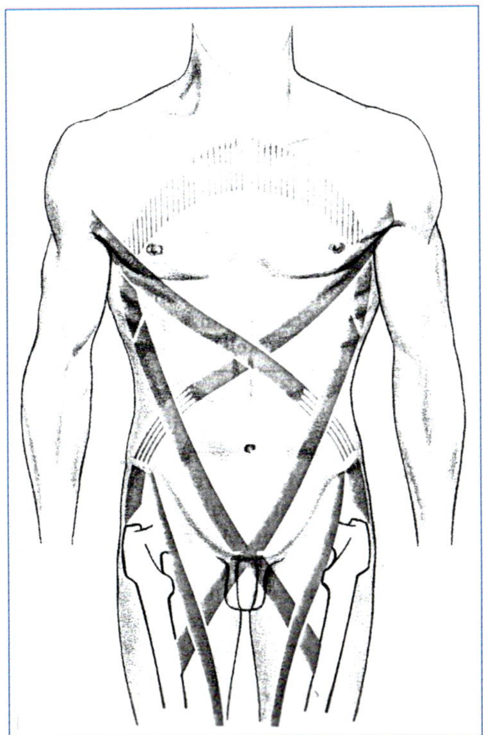

Abb. 29: Schematische Darstellung einiger Muskelschlingen, an denen die Bauchmuskeln beteiligt sind (vgl. Tittel, 1994, S. 238).

Übungen in Kombination die Körperfunktion verbessern. Bei haltungsbedingten neuromuskulären Dysbalancen ist es notwendig, durch Training einen Ausgleich zu schaffen. Geschieht dies nicht, kommt es durch dieses Ungleichgewicht innerhalb der Muskelschlingen zu neuromuskulären Funktionsveränderungen bis hin zu Schädigungen des Bewegungsapparates!

Neuromuskuläre Funktionsveränderungen unterliegen nicht nur reinen körperbezogenen isolierten Ursachen, sondern sind komplexer (siehe Abb. 28).

Am Beispiel der Bauchmuskelketten zeigt die darauf folgende Abbildung (29), wie die Muskelschlingen im Stand zusammenwirken. Jegliche einseitige Haltung, sei es am Arbeitsplatz oder einseitigem Training, lassen die Funktion im Zusammenwirken verkümmern. Die Auswirkungen bei schwachen vorderen geraden Bauchmuskeln können ein Hohlrücken sein; bei Schwäche der seitlichen Bauchmuskulatur eine einfache C-Skoliose. Im Zusammenhang kann ein Totalrundrücken einen geschwächten Rückenstrecker- und eine „verkürzte und verkümmerte" Bauchmuskulatur aufweisen (vgl. Buchbauer, 1999; 2011).

Im Sport unterscheidet man zwischen Beuger- und Streckerschlinge im Rahmen von Muskelfunktionsschlingen. Wird bei einer Hantelkniebeuge in 90-Grad-Kniegelenkstellung bewegt, ist primär die Streckerschlinge aktiv. Im Wesentlichen besteht die Streckerschlinge aus den Muskeln:

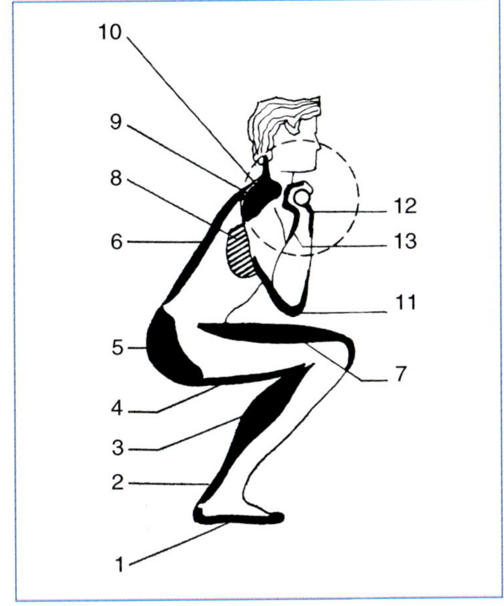

Abb. 30: Streckerschlinge (aus: Grosser, Hermann, Tusker & Zintl, 1987, S. 145).

1. mm. Flexores digitorum. 2. m. peroneus longus. 3. m. trizeps surae. 4. mm. ischiocruales .5. m. glutaeus maximus. 6. erector spinae. 7. m. quadrizeps femoris. 8. m. serratus anterior. 9. m. trapezius. 10. m. deltoideus. 11. m. trizeps brachii. 12. mm. flexores carpi. 13. mm. extensores carpi et digitorum.

Primär wird die Beugerschlinge aktiv, wenn wir uns am Seil hochziehen oder Klimmzüge machen. Im Wesentlichen besteht die Beugerschlinge aus den Muskeln:

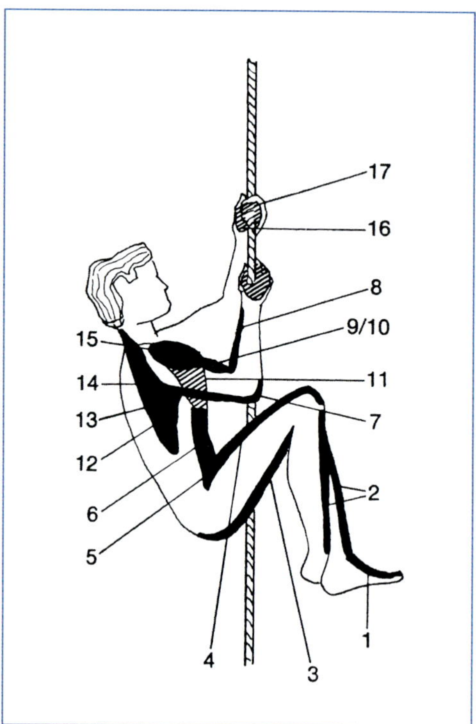

Abb. 31: Beugerschlinge (aus: Grosser, Hermann, Tusker & Zintl, 1987, S. 146).

1. mm. extensores digitorum. 2. m. tibialis anterior. 3. mm. ischiocruales. 4. m. rectus femoris. 5. m. iliopsoas. 6. m. rectus abdominis. 7. m. trizeps - langer Kopf. 8. m. brachioradialis. 9. m. brachialis. 10. m. bizeps brachii. 11. m. pectoralis major. 12. m. teres major. 13. m. latissimus dorsi. 14. Serratus - Rhomboideus - Schlinge. 15. m. deltoideus. 16. mm. flexores carbi. 17. mm. flexores digitorum.

Wird beim Sport eine Komplexübung ausgeführt, wirken beide Muskelschlingen zusammen. Beuger- und Streckerschlinge ergeben damit im funktionellen Zusammenhang eine so genannte Stützschlinge. Das heißt, beide Muskelschlingen schützen durch dieses Zusammenwirken den Bewegungsapparat. Je feiner abgestimmt, desto besser die Schutz- und Wirkungsfunktion. Ein klassisches Beispiel einer hochkomplexen Übungsausführung ist das Reißen der Hantel über Kopf. Dabei benötigt man nicht nur eine ausgeprägte Koordination, dabei ist auch die Beweglichkeit und Dehnfähigkeit gefordert. Dreidimensionale Übungen fördern den Bewegungsapparat im Sinne seiner physiologischen Möglichkeiten und beugen einseitigem Training und damit Dysbalancen vor!

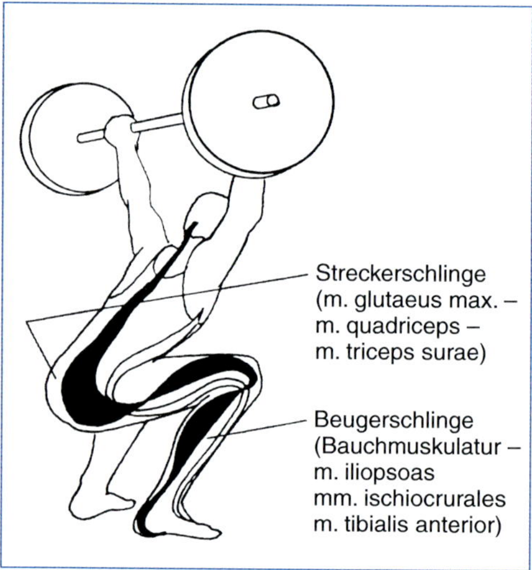

Abb. 32: Stützschlinge (aus: Grosser, Hermann, Tusker & Zintl, 1987, S. 149).

7 Belastungsspitzen auf die Wirbelsäule und Gelenke bei Bewegungen

7.1 Die Wirbelsäule

Die häufigsten Belastungsspitzen treten im Bereich der Lendenwirbelsäule auf und führen bei Fehlhaltungen zu Beschwerden oder Schädigungen. Bedingt durch einseitige Haltung oder ungünstiger Sitzposition kommt es mit zunehmenden Bewegungsmangel und Übergewicht sehr oft zu Bandscheibenschäden oder gar Vorfällen. Um Verletzungen im Bereich der Lendenwirbelsäule zu verhindern, ist es erforderlich, die auf diesen Bereich einwirkenden Belastungen zu reduzieren.

Die einfachste Vorstellung ist es, die Wirbelsäule im Liegen zu entlasten.

In liegender Position wirkt jedoch die Schwerkraft auf die Wirbelsäule, nicht die Muskulatur. Eine Analyse zeigt, dass auch in liegender Haltung eine Kraft auf die Bandscheiben einwirkt. Bei Beschwerden und beim Bauchmuskeltraining sollte dies berücksichtigt werden.

Beim Liegen mit ausgestreckten Beinen wirkt immerhin die beachtliche Last von ungefähr 35 bis 40% des Körpergewichts auf die Zwischenwirbelscheiben (Zatsiorsky, 1996, S. 215).

Ausgelöst wird diese Belastung im Zusammenhang mit der Aktivität der Hüftbeugemuskulatur. Der M. iliopsoas bewirkt zusammen mit den M. iliacus in seiner Funktion die Lumbarlordose. Bei einer Hyperlordose spricht man von einem starken Hohlrücken durch verkürzten Hüftbeuger und schwacher Bauch- und Gesäßmuskulatur. Andere Störungen können auch Formveränderungen des 5. Lendenwirbelkörpers sein oder eben ein Wirbelgleiten als Ursache einer Hyperlordose. Ständige Hyperlordosen (Extensionsfehlhaltungen) führen zum Facettensyndrom der Wirbelkörper, genannt Morbus Baastrup (Laser, 1988, S. 13).

Bei Beschwerden und in liegender Position ist zu beachten, dass die Beine angewinkelt werden! Die Hüftbeugerzugkraft ist durch die passive Verkürzung gleich Null, weil keine Muskelaktivität entsteht und somit die Lendenlordose aufgehoben ist. Übungen für die gerade Bauchmuskulatur werden also immer mit angewinkelten oder aufgestellten Beinen trainiert. Keine Regel ohne Ausnahme: bei Bandscheibenvorfällen in Richtung Dornfortsätze bietet sich an, die Beine gestreckt mit der Ferse an den Boden zu drücken und den Oberkörper mit den Schulterblättern leicht abzuheben. Dies nennt man Bauchmuskeltraining in Lordosestellung der LWS und gehört in die Einzelphysiotherapie. Ansonsten gelten die beschriebenen biomechanischen Grundsätze.

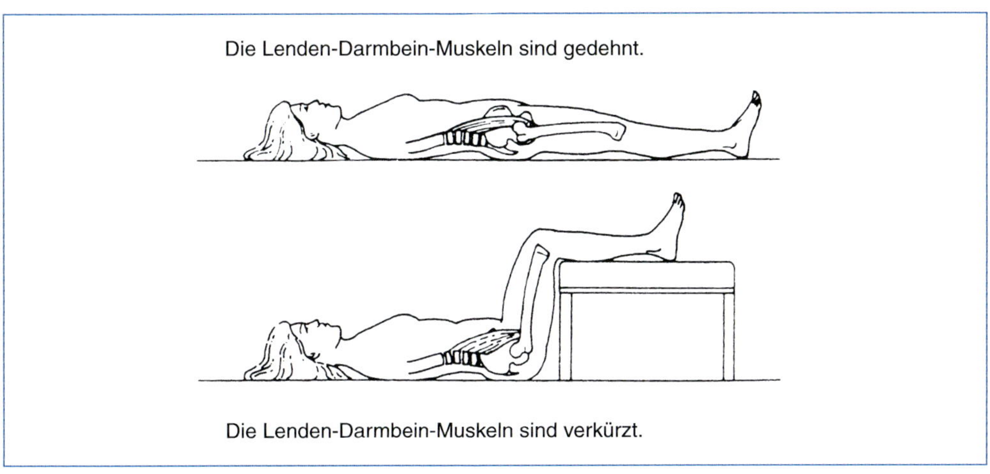

Abb. 33: Lenden - Darmbein - Muskel. a) gedehnt; b) verkürzt (aus: Zatsiorsky, 1996, S. 216).

Um die Wirbelsäule zu entlasten soll, so lautet die Regel, nah am Körper gehoben werden Was wird entlastet? Solange Kräfte einwirken gibt es keine wirkliche Entlastung. Um Schäden zu vermeiden ist es vielmehr so, dass bei Hebebelastungen der intradiscale Druck (Bandscheibeninnendruck) gleichmäßig verteilt werden sollte Nach Kapandji (1985) geschieht dies am besten, wenn die Lendenlordose in ihrer physiologischen Stellung gehalten werden kann. Nur in dieser Position ist es möglich, einen symmetrischen axialen Druck auf die gesamte Bandscheibe und ihren Kern auszuüben (vgl. Laser, 1988, S. 8). Welche Kräfte auftreten, wenn die Bandscheiben ungünstig belastet werden, zeigen einige Richtwerte am Beispiel eines voll gepumpten Autoreifens. Dieser weist voll gepumpt einen Druck von zwei Bar auf (vgl. Wilke et al., 1999).

Im Vergleich dazu wurden Untersuchungen an einer gesunden Person durchgeführt, bei der man eine Sonde in die Bandscheibe einsetzte (L4-L5). Die Drücke in gängigen Positionen wie Liegen, Stehen, Heben, Bücken wurden per Computer innerhalb von 24 Std. gemessen und ausgewertet. Diese Untersuchung ist erst die zweite nach Nachemson (1966) durch Wilke et al. (1996) und gelten als Richtwerte. Einiges wurde bestätigt, anderes auch widerlegt.

→ Liegen auf dem Rücken = 1 bar.
→ Liegen auf der Seite = 1,2 bar.
→ Lässiges Sitzen oder „lümmeln" = 2,7 bar.
→ Bequemes Sitzen ohne Lehne = 4,6 bar.
→ Entspanntes Stehen = 5,0 bar.
→ Stehen und vorgebeugt = 11,0 bar.
→ Halten von 20 kg am Körper = 11,0 bar.
→ Heben aus den Knien von 20 kg = 17,0 bar.
→ Heben mit Rundrücken von 20 kg = 23,0 bar.

Dies sind beeindruckende Zahlen. Auch das Sitzen in **maximaler,** vorgebeugter Rückenposition weist noch einen Druck von 8,3 bar auf! Ein optimal eingerichteter Arbeitsplatz mit guter Sitzposition bezüglich der Tischhöhe, beugt somit Bandscheibenschäden vor. Ständig vorgebeugte Haltung während der Arbeit ist zu vermeiden. Die oben genannten Werte zeigen auch, dass es am besten ist zwischen bequemen und aufrechten Sitzen zu wechseln. Der Druck auf die Bandscheiben ist am geringsten, wenn der Oberkörper in einem 135-Grad-Winkel zu den Beinen nach hinten gelehnt wird. Dies ist das Ergebnis neuerer Untersuchungen von Amir Bashir und seinem Team von der Universität Alberta in Edmunton. Eine dauernd aufrechte Sitzposition ist für die Wirbelsäule belastend. Es darf also auch abwechselnd eine entspannte Sitzhaltung eingenommen werden. („Die Welt" 14. 5. 08). Diese Ergebnisse bestätigen das Verhalten von Bandscheibenpatienten, die mit der „Lümmelhaltung" und gerader Haltung im Wechsel, Schmerzen lindern konnten.

Ein weiterer Vergleich ist die wirkende Kraft des Körpergewichts bei verschiedenen Körperhaltungen bzw. Bewegungen auf die Lendenwirbelsäule. Dies sollte beim Joggen und sonstigen sportlichen Aktivitäten berücksichtigt werden. Zum Beispiel wirkt auf L3 eine Kraft (= Körpergewicht) im Stand 1,00 (= 100%). Im Liegen bei gestreckten Beinen wirkt die Kraft (Körpergewicht) 0,43. Im Gehen sind es bereits 1,21 und beim Lachen sogar 1,71 (vgl. Zatsiorsky, 1996, S. 212).

Auf den Wert von 4,85 kommt man, wenn man eine Masse von 20 kg aus der Vorbeuge mit gestreckten Beinen hebt. In Bar ausgedrückt sind dies ca. 23,0!

Wie werden nun die Körperseiten beim Tragen belastet? Nehmen wir als Beispiel eine 20 kg Belastung. Laut Hebelgesetz übt eine Last, auf nur einer Seite getragen, einen deutlich höheren Druck auf die Wirbelsäule aus. Demnach sollte die Last mit 2 x 10 kg auf jeder Körperhälfte verteilt sein, um den Druck zu vermindern. Bei Beschwerden wie einer Ischialgie oder einem Bandscheibenvorfall auf einer Körperhälfte kann durch die Lastenverteilung die Beanspruchung um 40% reduziert werden. Meistens hilft dies schon beim Tragen, um Schmerzattacken zu verhindern (Abb. 34)!

Zu beachten ist, dass bei Druck auf die Bandscheibe nach vorne (Flexion), der Bandscheibenkern nach hinten ausweicht weil der Druck anwächst (siehe Abb. 36).

Das Gleiche gilt in umgekehrter Weise am Beispiel des Facettengelenksyndroms dem M. Baastrup bei extremer Hyperlordose (Extension).

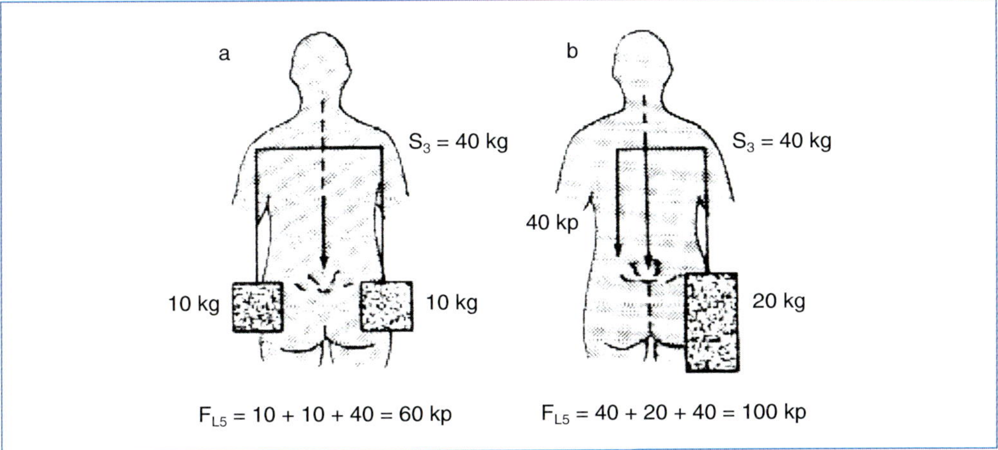

Abb. 34: Eine 20 kg schwere Last auf einer und auf zwei Körperseiten verteilt (nach Reinhardt, 1993, aus: Olschewski, 1996, S. 60).

Bemerkenswert ist auch bei korrekter Hebetechnik der unterschiedliche Druck auf die Bandscheiben, wenn man eine Last schneller oder langsamer anhebt. Die nachfolgende Grafik (Abb. 35) zeigt die Druckkraft in L5/S1 (Lenden-Kreuzbeinübergang) nach Jäger (1990) beim Anheben (a) in 2 Sekunden und in einer Sekunde (b). Aus der Abbildung geht hervor, dass bei kürzerer Hebezeit ⅓ mehr Belastung auf den Übergang L5/S1 erzeugt wird. Dies sollte bei Bandscheibenproblemen und Rückeninsuffizienzen beachtet werden. Trainiert sollen demnach nicht nur die großen Rückenmuskeln wie der M. latissimus dorsi sondern auch die angrenzenden Rückenstreckmuskeln der Dorn- und Querfortsätze die zum interspinalen - und transversospinalen System gehören. Dazu gehört auch der Rückenstrecker mit den Anteilen des M. Longisimus und iliocostales (Abb. 37).

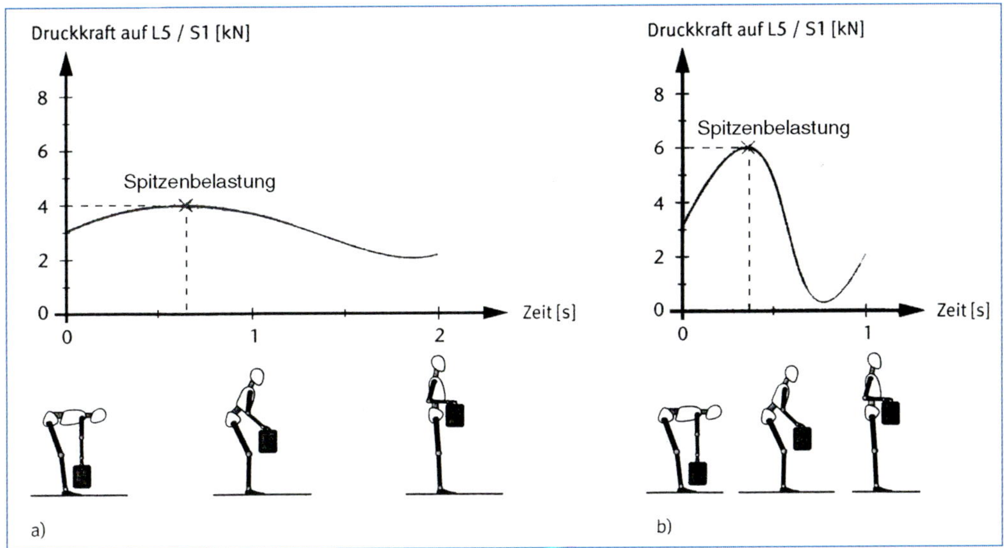

Abb. 35: Druckkraft in L5/S1 beim Anheben von 20 kg (nach Jäger et al., 1990; aus: Gottlob, 2001, S. 122).

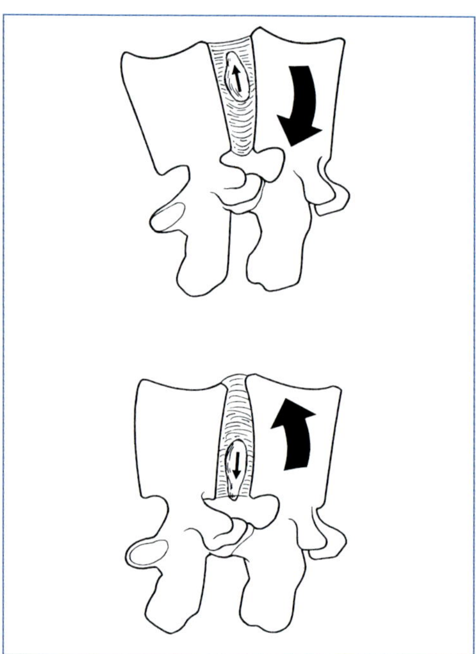

Abb. 36: Formveränderungen der Bandscheibe bei Extension und Flexion und Verhalten des Bandscheibenkerns (Wandern) (aus: Laser, 1988, S. 5).

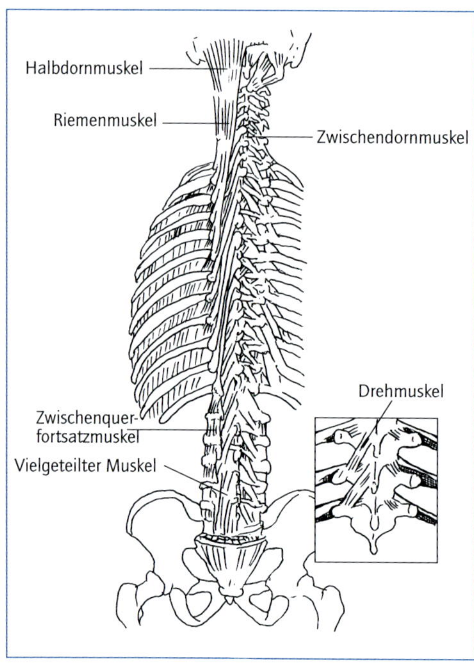

Abb. 37: Mittellange Rückenmuskeln und Drehmuskeln an den Wirbelgelenken (aus: Buchbauer & Kling, 2007, S. 34).

7.2 Belastungsspitzen auf Hüft-, Knie- und Sprunggelenke

Bei Belastungen des Beckens mit den dazugehörigen Extremitätengelenken, ist es sinnvoll diese als Funktionseinheit zu betrachten. Bei Betrachtung der Wirbelsäulenbelastungen ist deutlich geworden, dass das Becken mit der Lendenwirbelsäule bereits eine Einheit bildet. Ein Beckenschiefstand wirkt sich durch die daraus resultierende Fehlhaltung direkt auf das Hüft-, Knie- und Sprunggelenk aus. Deshalb ist es notwendig durch Gesamtbelastung dieser Funktionseinheit, Ableitungen mit möglichen Folgen herzustellen. Dadurch können Schlussfolgerungen und Konsequenzen hinsichtlich Ursachenforschung und Training gezogen werden.

Weil alle Belastungen der Gelenke über eine trainierte Muskulatur reduziert werden können, ist es wichtig ein Training konsequent durchzuführen. Die Gefahr der Degeneration bei permanenter Überbelastung des Knorpels ist groß. Es gibt aber auch angeborene Fehlstellungen der Gelenke, die den Knorpel schneller abnutzen lassen. Manchmal ist auch eine nicht ursächlich geklärte Stoffwechselsituation ausschlaggebend für eine Gelenkarthrose. Wird als Vorgabe von Spitzenbelastungen die Arthrose herangezogen, fällt die Differenzierung, eine Einteilung hinsichtlich Belastungsspitzen zu machen, leichter. Dies soll gleichzeitig sensibel machen und prophylaktisch sein.

Beim Gehen kommt es zu einer Belastung des Hüftgelenks bis zum drei- bis vierfachen des Körpergewichts. Beim Joggen mit acht Kilometer die Stunde sogar bis zum sechsfachen des Körpergewichts (Bergmann, S. 396). Lauftechnik und Körpergewicht spielen damit bei Problemen eine große Rolle. Zatsiorsky (1996) stellte fest, dass ein trainierter Sportler nach dem Sprung relativ weich landet und damit die kinetische Energie durch Muskelarbeit zu 99,5 Prozent abbauen kann. Ein Untrainierter hingegen nur 25 Prozent, weil die Landung sich als sehr hart erweist. Welche Schlussfolgerung kann ein Ausdauersportler mit Gelenkproblemen durch Muskeldysbalance und einer Laufleistung von bis zu hundert Kilometer pro

Woche ziehen? Die vordergründigste Lösung könnte ein funktionelles individuelles Muskelaufbautraining sein. Das Körpergewicht sollte stabil sein. Zusätzlich kann eine Trainingseinheit im Wasser (Aquajogging) absolviert werden. Damit hat der 5000-m-Olympiasieger Dieter Baumann seine Achillessehnenprobleme in den Griff bekommen. Natürlich spielten auch physiotherapeutische Maßnahmen, Ernährung und Alltagsbelastung eine nicht zu unterschätzende Rolle.

Diese Sportarten stellen eine extreme Belastung auf Hüfte und Wirbelsäule dar:
Squash, Volleyball, Fuß- und Handball, Tennis, Marathon auf Asphalt, Kegeln, Schwerathletik wie Hammerwurf-Diskus-Kugelstoßen, Wettkampfturnen, Ballett, Gewichtheben und Kraftdreikampf Leistungsklasse, alpin Skifahren, Delphinschwimmen, Ringen, Leistungsgehen durch permanente Innenrotation der Hüftgelenke. Alle Hochleistungssportarten, bei denen die Hüfte und Wirbelsäule extrem beansprucht wird.

Extreme Belastung durch den Alltag und andere Bereiche:
Bewegungsmangel und Übergewicht, Schlechtes Schuhwerk beim Joggen auf Asphalt, Heben aus Rundrückenposition und dauernde Hockstellung bei der Gartenarbeit, dauerndes falsches Sitzen, Rauchen und schlechte Ernährung, zuviel Alkohol, Medikamentenmissbrauch, Stress.

Damit kommen wir zu der Schlussfolgerung dass geringe oder mäßige, beziehungsweise dosierte Belastungen gut für die Hüfte und Wirbelsäule sind.

Fitnesstraining und Bodybuilding, Rückenschwimmen, Radfahren 1 Std., Walking, leichtes Joggen im Wald ½ Std. oder 10 Kilometer in der Woche, Gymnastik und Wassergymnastik, Aquajogging mit Bodenkontakt, Dehnen, Beweglichkeit, Koordinative Übungen.

Allgemein: Gewichtsreduktion, Ernährungsumstellung, Meditation, mehr Schlaf und damit bessere Regeneration, Stressreduktion durch Neuorientierung, Physiotherapie.

Bezüglich der Knie- und Sprunggelenke als zusammenhängende Funktionseinheit von Hüftgelenk-, Becken- und Lendenwirbelsäulenbereich kommen wir zu ähnlichen Schlussfolgerungen bei Belastungen – allerdings bei anderen Ursachen!

Weicht die Achse Hüft- zu Kniegelenk erheblich ab, wirkt sich das auf das Knie- und Sprunggelenk gleichermaßen negativ aus. Häufig zeigt sich dies in einer klassischen X- bzw. O-Beinstellung. Bei Dauerbelastungen kommt es dadurch (beim Laufen mit ungeeignetem Schuhwerk), beim X-Bein zum Pronationssyndrom, beim O-Bein eher zum Supinationssyndrom. Dazu kommen noch angeborene oder erworbene Fußanomalien, welche sich durch einen Platt-, Senk-, Spreiz- oder Hohlfuß äußern. Diese Kombinationen bewirken eine schnellere arthrotische, degenerative Veränderung der Gelenke. Meistens werden vom Arzt Einlagen zum Ausgleich der Druckbelastung verordnet. Beim Training ist es jedoch entscheidend den richtigen Sportschuh angepasst zu bekommen – allerdings ohne Einlagen! Mit einer Laufbandanalyse kann festgestellt werden, wer ein Pronations- oder Supinationsläufer ist. Für diese Probleme gibt es dann den passenden Sportschuh, der genau diese Schwachstelle ausgleicht. Wichtig beim Kauf ist, dass der Schuh für das derzeitige Körpergewicht geeignet ist. Vor allem Einsteiger und auch Walker sollten dies testen!

Instabiles Schuhwerk verstärkt den Druck und Hebelkräfte auf den Fuß und Achillessehne durch Einknicken nach Innen = Pronation = Senkfuß.

Diese Instabilität wirkt sich negativ bezüglich statischen Gleichgewichts auf Knie, Hüfte und Wirbelsäule aus (s. Abb. 38).

Das herkömmliche Krafttraining für das Kniegelenk wird sehr oft noch mit schweren Beinstreckübungen im Sitzen ausgeführt. Nicht bedacht wird dabei, dass dies für das Kniegelenk und speziell das vordere Kreuzband vollkom-

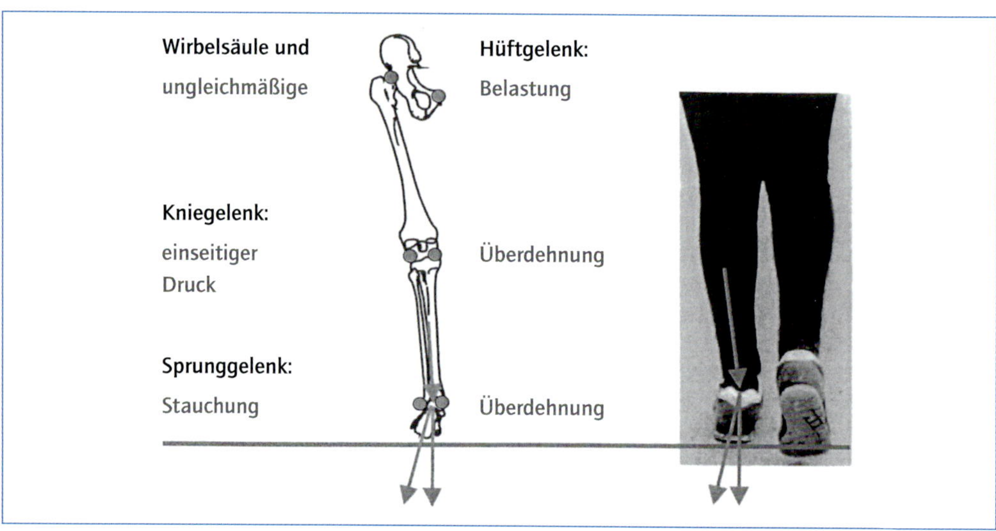

Abb. 38: Fehlbelastungen auf Grund von zu weichem bzw. unzureichend stützenden Schuhwerk (nach Diem, 2002, S. 108; aus: Buchbauer & Kling, 2007, S. 23)

men unfunktionell ist. Es wird dadurch eine „vordere Schublade" ausgelöst durch den Unterschenkel gegenüber dem Oberschenkel. Nach einer vorderen Kreuzbandoperation ist dieses zum offenen System zugehörige Training kontraindiziert. Das geschlossene System ist generell besser geeignet für ein Training der Kniegelenksmuskulatur, – hier eignet sich besonders die Beinpresse oder Leg-Press. Der entstehende Bodenkontakt durch den Fuß bewirkt eine Schubladenkomponente nach hinten und belastet dadurch die Kreuzbänder und das Gelenk insgesamt weniger. Außerdem wird der Antagonist (Ischiocruale Muskelgruppe) bei der Beugung aktiviert. Dies ist im offenen System durch den nicht vorhandenen Fuß-Bodenkontakt nicht möglich. Messungen widerlegen das Argument, es könnte im offenen System besser trainiert werden. Die Nachteile überwiegen. Es zeigte sich durch EMG-Messungen, dass der M. Quadrizeps femoris sogar eine 25% geringere Muskelaktivität im offenen – gegenüber dem geschlossenen System, aufweist (vgl. Boeckh-Behrens & Buskies, 2001, S. 247). Des Weiteren kann der mediale und laterale M. vastus auch im geschlossenen System optimal trainiert werden. Man schaue sich nur einmal einen austrainierten vorderen Oberschenkel eines Radrennfahrers an. Die Radfahrer fahren in einem geschlossenen System (!) mit Fußkontakt zum Pedal und haben eine neutrale Beinachseneinstellung. Bessere Darstellungen von einem M. vastus gibt es, außer in der Leichtathletik (auch hier geschlossenes System) und im Bodybuilding, kaum.

Bei Übungen am Seilzuggerät ist es, durch eine über dem Kniegelenk angelegte Manschette möglich, selbst bei Kniegelenksproblemen oder nach Operationen, den vorderen Oberschenkel über das Hüftgelenk zu trainieren. Hierbei umgeht man die Gelenksbelastung durch Änderung des Hebels, obwohl im offenen System des zu belastenden Beines trainiert wird. Dies sollte bei Problembereichen berücksichtigt werden.

7.3 Belastungsspitzen auf das Schultergelenk

Oft rufen schnellkräftige Bewegungen oder Maximalkraftversuche im Sport Schulterprobleme hervor. Kommt es beim Schultergelenk zu belastenden Bewegungen mit Scherkräften (auch in der Lendenwirbelsäule) treten zum Beispiel beim Speer- oder Diskuswurf und natürlich auch in anderen Sportarten, Beschwerden auf. Lars Riedel, 5-facher Diskusweltmeister, musste letztendlich wegen Rückenbeschwerden seine Karriere beenden. Auch beim Tennis schlagen Spieler, wie der Ex-Profi Boris Becker, den Ball mit bis zu zweihundert Kilometer Geschwindigkeit auf.

Als schnellstes Rückschlagspiel gilt Squash – der Ball trifft mit bis zu dreihundert Kilometer auf den Schläger, im Vergleich zu fünfzig Kilometer beim Badminton (vgl. Knebel, 1988, S. 58). Auch Speerwerfer schleudern den Speer mit neunzig bis einhundertzehn Kilometer in die Luft: dabei wiegt der Speer immerhin 800 Gramm. Kein Wunder das die empfindlichen, in allen Richtungen zu bewegende Schulter- und Ellbogengelenke, verletzungsanfällig sind.

Die Gefahr beim Gewichtheben, der Disziplin Reißen, erklärt sich von selbst, ebenso beim Ringen. Nicht zu unterschätzen ist das Handball- und Volleyballspiel, das im Vergleich zum Basketball härter gespielt wird. Das Schultergelenk ist sehr beweglich über drei Achsen und drei Freiheitsgraden und daher anfällig (vgl. Kapandji, 1992, S. 14). Bei Bewegungen stabilisieren sehr viele Muskeln das Schultergelenk zusammen mit dem Schultergürtel. Eine Verletzung wirkt sich sofort fatal aus. Beispielsweise bedeutet ein Riss der langen Bizepssehne eine Schwächung der Abduktionskraft um 20%! (Kapandji, 1992, S. 58).

Eine Instabilität des Schultergelenks wird durch ein Training der Muskeln um die Rotatorenmanschette verbessert. Die Anfälligkeit bei den genannten Sportarten ist oft durch Überkopf-Belastungen ausgelöst worden. Dazu zählt auch das Delphinschwimmen, das in Kombination eine maximale Innen- und Außenrotation, Adduktion und Abduktion mit Elevation fordert und es zum „Schwimmerschulter-Syndrom" kommen kann. Der Werferarm tritt als Folge von Wurfbewegungen durch die Ausholphase, die Beschleunigungsphase und die Ausklingphase auf (vgl. Peterson & Renström, 1987, S. 183). Die Symptome können Entzündungen, Subluxationen und viele andere Schädigungen sein. Das häufigste Syndrom ist das der Supraspinatussehne, welche durch die Enge des Schulterdaches bei 90 Grad Abduktion, besonders gereizt wird. Von daher ist auch im Schultertraining von zusätzlichen Übungen wie Seitheben, Schrägbank oder Nackendrücken abzusehen.

Um Überlastungen zu vermeiden sollte solange auf spezielle Schulterübungen verzichtet werden, bis sich die Schultermuskeln alleine von diesen Grundübungen erholt haben. Wer seine Leistungen im Bankdrücken verbessern möchte, sollte im Verhältnis von Brust- zu Schulterübungen ⅔:⅓ trainieren. Wichtig sind vielmehr als Gegenspielermuskeln, die großen und kleinen Rückenmuskeln, sowie die Schulterblattstabilisatoren zusammen mit den Innen- und Außenrotatoren.

8 Allgemeine, relative und spezifische Kontraindikationen

Die in diesem Band gezeigten Übungen beziehen sich auf allgemeine grundlegende Übungen, die mit einem Seilzuggerät möglich sind. Darüber hinaus werden Probleme, wie Gelenkinstabilitäten und ausgesuchte degenerative Veränderungen und Wirbelsäulenleiden berücksichtigt. Kontraindikationen sollten bei der Trainingsplanung bekannt sein und berücksichtigt werden. Beispielsweise ist eine spezifische Kontraindikation keinesfalls den allgemeinen zuzuordnen. Umgekehrt gilt dies absolut, kein Training zu beginnen oder fortzuführen. Zudem sind noch relative Kontraindikationen und generelle Abbruchkriterien für ein Training zu berücksichtigen.
Folgende Einteilung beruft sich auf Literaturangaben und der Erfahrung im Bereich der Sportwissenschaft und Medizin/Physiotherapie (vgl. Hollmann & Hettinger, 1990; 2000; Kunz, 2003; Seidenspinner, 2005; Buchbauer & Steininger, 1994; 2016 u. a.).

Allgemeine und absolute Kontraindikationen:

1. Grippale Infekte und Fieber.
2. Akute Gelenkentzündungen und Ergüsse.
3. Wundheilungsstörungen.
4. Starke Schmerzen.
5. Wundheilungsstörungen und Verletzungen.
6. Offene Wunden und Tumore.
7. Akute Thrombose.
8. Thrombophlebitis.
9. Dekompensierte Herzinsuffizienz.
10. Lymphangitis.
11. Schwere periphere Verschlusskrankheit.
12. Myositis ossificans (Verknöcherung durch Kalkeinlagerung als Folge von Traumata).
13. Extrem eingeschränkte Beweglichkeit.
14. Extreme Gelenkinstabilität.
15. Akute und subakute Bandscheibenvorfälle.
16. Muskelfaserriss oder Band- und Sehnenruptur.
17. Internistische Erkrankungen die ein Training verbieten.
18. Unmittelbar nach Operationen des Bewegungsapparates. Hier gilt die Vorgabe des Chirurgen im Rahmen der Wundheilungsphase.
19. Akute und subakute neurologische Erkrankungen.
20. Schwangerschaft (nur mit Rücksprache des Arztes!)

Relative Kontraindikationen:

1. Subjektives Unwohlsein.
2. Synovitis.
3. Schmerzzustände.
4. Chronische Distorsionen.
5. Schmerzen die sich während der Trainingseinheiten verschlimmern oder auch gleich bleiben!
6. Schwangerschaft (siehe allgemeine und absolute Kontraindikationen).
7. Menstruationsbeschwerden.
8. Belastungsabhängige Osteoporose.
9. Zustand nach Prostataoperation und Inkontinenz.
10. Anämie.
11. Belastungsabhängige Frakturheilung.

Spezifische Kontraindikationen:

1. Bei Schultergelenkinstabilitäten die Übung Butterfly oder Nackendrücken mit der Langhantel o. Ä.
2. Nach vorderer Kreuzband OP das offene Trainingssystem (Beinstrecker).
3. Zustand nach Hüft-TEP; Adduktorentraining über Transversalebene.
4. Isolierte Extensionsübungen nach Bandscheiben OP der LWS.
5. Direktes Halswirbelsäulentraining nach Schleudertrauma.
6. Maximalkrafttraining bei Bluthochdruck und Herzinsuffizienz.
7. Radfahren nach Kreuzband OP in der ersten Wundheilungsphase.
8. Direktes Bauchmuskeltraining nach Schwangerschaft.

Abbruchkriterien eines Trainings

1. Erschöpfung und Atemnot.
2. Plötzlicher Schwindel.
3. Bluthochdruck: systolischer Blutdruck > 250 mm Hg diastolisch > 120 mm Hg.
4. Unterzucker.
5. Erhöhte Pulsfrequenzen auch während der Belastungspausen > 130.
6. Subakute Distorsionen (siehe relative Kontraindikationen).
7. Starke Kopfschmerzen.
8. „Anflug" einer Migräne.

9 Die Wundheilungsphasen und Regenerationsdauer verschiedener Gewebe

Nachdem die Kontraindikationen Hinweise geben, wann eine Belastung (noch) nicht erfolgen sollte, können die Wundheilungsphasen einen Richtwert für ein indiziertes Belastungsprogramm geben. Hinzu kommen die Intensitätsbereiche, welche den Wundheilungsphasen zugeordnet werden können. Damit wird sichergestellt, dass keine unnötigen negativen Reize gesetzt werden!

Damit eine Wundheilung stattfinden kann, muss zuerst eine akute Entzündungsreaktion im Wundgebiet stattgefunden haben (Radlinger et al., 1998, S. 165). Man unterscheidet 4 Phasen der Wundheilung:

1. Die vaskuläre (1.–2. Tag) und zelluläre (2.–5. Tag) Phase setzen im Wundgebiet Entzündungsmediatoren frei, nachdem es zur Hämatombildung gekommen ist. Es kommt anschließend zur reaktiven Hyperämie (Gefäßerweiterung) und durch die erhöhte Permeabilität (Durchlässigkeit) zur Ödembildung und Einleitung der Entzündungsreaktion. Dann folgt ein Abbau und Resorption von nekrotischen Gewebe und Hämatom.
2. Bei der Proliferationsphase kommt es nach zwei Tagen zur einer Einwanderung von Fibroblasten. Dies führt zur Neubildung von Kapillaren und zur Steigerung der Kolagensynthese und dauert bis zum 21. Tag.
3. Die Konsolidierungsphase bedeutet eine Wiederherstellung des Gewebes mit zunehmender Qualitätsverbesserung des Gewebes nach Abschluss der Profilerationsphase und dauert respektive bis zum 60. Tag.
4. Die Remodolierungsphase des Gewebes erfolgt ab dem 60. Tag. Die progressive Verbesserung der Qualität des neu gebildeten Gewebes, geschieht bis hin zur vollständigen Ausheilung.

Um die Ausheilung verschiedener Gewebetypen, beispielsweise die der Bandscheiben, einordnen zu können, ist es notwendig die Erneuerungszeit anhand folgender Tabelle aufzuzei-

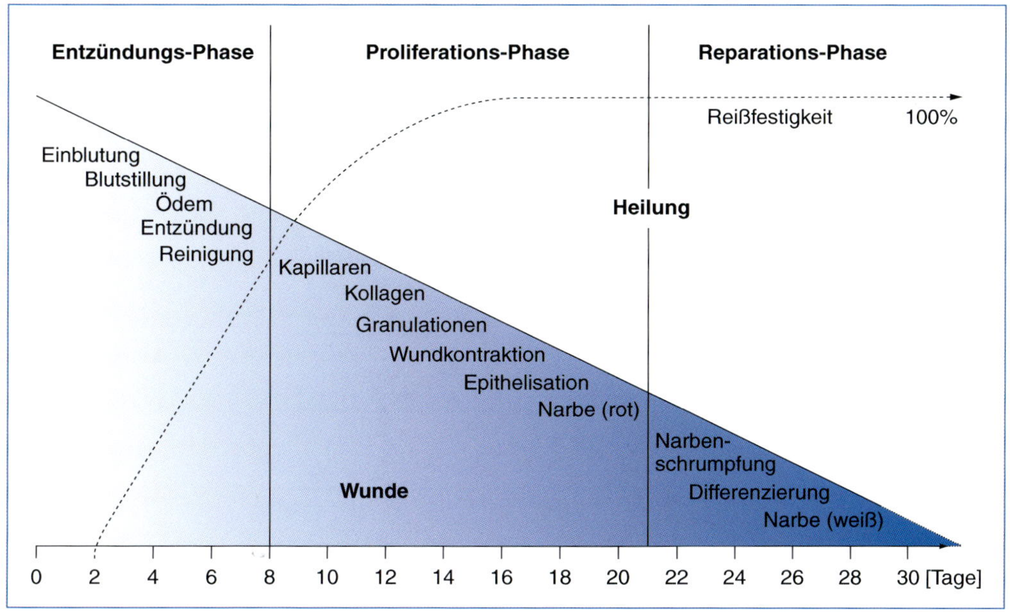

Abb. 39: Phasen der kutanen Wundheilung und Entwicklung der Reißfestigkeit. Ersatz der Wunde durch geheiltes Gewebe in Einzelschritten von der Einblutung bis zur Narbe (aus: Radlinger et al., 1998, S. 165).

gen. Somit wird klar, warum ein Bandscheibenvorfall sehr lange braucht um auszuheilen, im Vergleich zu einer Schürfwunde. Diese Erkenntnis kann für eine Trainingsplanung berücksichtigt werden.

Die Erneuerungszeiten ausgewählter Gewebetypen (aus: Freese, 2001, S. 39).

Gewebetyp:	Erneuerungszeit:
Schleimhaut	2 Tage
Hautgewebe	7 bis 10 Tage
Gelenkflüssigkeit	7 bis 14 Tage
Muskelgewebe	3 bis 4 Wochen
Sehnengewebe	1 bis 1,5 Jahre
Bandgewebe	1 bis 1,5 Jahre
Bandscheibe → Gallertkern	2 bis 3 Wochen
Bandscheibe → Faserring	1 bis 1,5 Jahre
Knochengewebe	4 bis 6 Monate
Gelenkkapselgewebe	1 bis 1,5 Jahre
Lymphgefäßgewebe	4 bis 6 Monate
Knorpelgewebe	200 bis 400 Jahre

Nun ist auch verständlich, dass eine Sehnenansatzreizung, die nicht kontinuierlich behandelt wird und unter permanenten Belastungsstress steht, nicht ausheilen kann. Die Sehne wird qualitativ schlechter und kann letztendlich reißen.

Wird ein Sportler nach einer Operation oder schwereren Verletzung im Rahmen der Physiotherapie langsam an ein gerätegestütztes Belastungstraining herangeführt, ist zu berücksichtigen in welcher Phase der Wundheilung sich der Patient befindet. Entscheidend ist die Erfahrung des Trainers und welcher Körperbereich betroffen ist. Beispielsweise ist nach einer vorderen Kreuzband-Operation möglicherweise ein Maximalkraft-Versuch notwendig, um Differenzen im Seitenvergleich festzustellen und auszugleichen. Nach einer komplizierten Schulteroperation ist dies meist nicht möglich, weil die angrenzenden Muskelgruppen und Bewegungsspielräume wesentlich mehr Differenzierung erfordern. Als Richtwert gilt die Gegenüberstellung von Wundheilungsphasen und Trainingsintensitäten auf jeden Fall.

Phasen der Wundheilung	Phasen der Trainingstherapie	Ziele
Entzündungsphase (1.-5. Tag)	Phase 1: Entzündungsphase	Schmerzlinderung und Entzündungshemmung
Proliferationsphase (5.-21. Tag)	Phase 2: Proliferationsphase	Fazilitation - neuronale Aktivierung
Konsolidierungsphase (21.-60. Tag)	Phase 3: Stabilisierungsphase	Verbesserung der lokalen Muskelausdauer
	Phase 4: Belastungsphase A	Hypertrophie
	Phase 4: Belastungsphase B	Steigerung der Maximalkraft
Remodellierungsphase (ab 60. Tag)	Phase 5: Return to Activity	Vorbereitung der Wiedereingliederung in Sport, Beruf und Alltag

Abb. 40: Gegenüberstellung von Wundheilungs-, Trainingstherapiephasen und Zielen der Trainingstherapie. (aus Seidenspinner, 2005, S. 105).

10 Kurze Einführung in die Trainingslehre

Ein Training unter Berücksichtigung der Trainingslehre in den Sportarten bedeutet primär, dass eine Verbesserung der konditionellen und motorischen Grundeigenschaften angestrebt wird. Unter dieser Voraussetzung sind technische Grundlagen herzustellen und zu verbessern. Die motorischen Grundeigenschaften sind Kraft, Ausdauer, Beweglichkeit und Koordination. Bewegt man sich im Rahmen der Medizinischen Fitness ist die Berücksichtigung des Krankheitsbildes bei der Belastungsintensität und Übungen entscheidend.

10.1 Motorische Grundeigenschaft KRAFT

Bei der Erscheinungsform der Kraft unterscheidet man zwischen Kraftausdauer, Maximalkraft und Schnellkraft.
Die Kraftausdauer ist Grundlage all der Erscheinungsformen der Kraft und wirkt bei niedriger Intensität und hoher Wiederholungszahl gegen Widerstand. Die Kraftausdauer fördert die Widerstandsfähigkeit des Körpers gegen Ermüdung. Für Anfänger und Sportler in der Regenerationsphase ist dieser Belastungsbereich geeignet.
Die Maximalkraft ist die höchstmögliche Kraft, die das Nerven-Muskelsystem bei maximaler willkürlicher Koordination auszuüben vermag. Trainiert wird primär die intramuskuläre Koordination und ist anlagebedingt abhängig von der Schnellkraft. Die Krafteinsätze sind submaximal bis maximal in der Intensität und benötigen eine gute intermuskuläre Koordination.
Die Schnellkraft ist die Fähigkeit des neuromuskulären Systems, Bewegungen mit hoher Geschwindigkeit auszuführen. Die Schnellkraft ist abhängig von der Maximalkraft und beeinflusst sie. Die Intensitäten sind sehr gering bis submaximal und richten sich nach der Trainingsperiodisierung.

10.2 Motorische Grundeigenschaft AUSDAUER

Bei der Ausdauer wird unterschieden zwischen lokaler und allgemeiner Ausdauer. Unter lokale Ausdauer versteht man beispielsweise ein Training von nur einer Extremität und entspricht ca. 1/6 des Körpergewichts bei einem Krafttraining. Unter allgemeiner Ausdauer versteht man die Beanspruchung des ganzen Körpers beispielsweise des Joggens, Schwimmens oder Radfahrens. Ein Krafttrainingszirkel mit verschiedenen Stationen im Wechsel und kurzen Pausen zählt auch dazu. Dabei wird das Herz-Kreislauf-System insgesamt, und damit das Herz speziell trainiert. Die Intensitäten liegen bei mindestens 60 bis 70% der maximalen Sauerstoffaufnahme. Die allgemeine Ausdauer ist Grundlage für alle Sportarten.

10.3 Motorische Grundeigenschaft BEWEGLICHKEIT

Unter Beweglichkeit versteht man **nicht** nur Dehnfähigkeit und Gelenkigkeit innerhalb von Muskeln, Gelenkkapseln, Sehnen und Bandapparat im Zusammenhang von Bau und Funktion knöcherner Verbindungen → **sondern:** Beweglichkeit lässt sich nur durch Bewegen der Gelenke ausdrücken. Ihre quantitative Erfassung ist immer mit der qualitativen Beurteilung der Struktur und Funktion des Arthrons zu sehen (Knebel, 2005, S. 56).
Diese erweiterte Sichtweise ist im Hinblick der physiotherapeutischen Befunderhebung auch unter sportwissenschaftlicher Erkenntnis hilfreich. Es nützt nichts einen Muskel permanent zu Dehnen, wenn als Ursache der einschränkenden Beweglichkeit eine Blockierung beispielsweise im Kreuz-Bein-Beckenbereich (SIG) vorliegt. Die Abhängigkeit der Beweglichkeit aus arthrofunktioneller Sicht ist daher hilfreicher (s. Abb. 41)!

Im Zusammenhang bedeutet dies, dass beim Dehnen und Beweglichmachen das muskuläre Bindegewebe angepasst werden muss. Dies heißt, das Bindegewebe mit seinen eiweißhaltigen Kollagenstrukturen ist viskoplastisch – weder elastisch noch plastisch. Wirken über einen längeren Zeitraum Dehnungskräfte auf das Gewebe ein, sind viskoplastische Veränderungen in der Ultrastruktur des Gewebes zu erwarten (vgl. Alter, 1998; van Wingerden, 1998). Ziel jeder Dehnungsarbeit ist letztlich die Erweiterung der aktiven Beweglichkeit, deren Ausmaß mit Dehnungstechniken wesentlich gefördert werden kann (Blum, 1990, S. 21). Dazu zählen auch passive Dehnungen aus der Physiotherapie welche die Gelenkmobilisation berücksichtigt. Im Kapitel Aufwärmen und Dehnen kommen wir auf den Zusammenhang, was eigentlich die reine Dehnfähigkeit des Muskels ausmacht.

10.4 Motorische Grundeigenschaft KOORDINATION

Wir unterscheiden innerhalb der koordinativen Fähigkeit zwischen intramuskulärer und intermuskulärer Koordination. Die intramuskuläre Koordination ist das Zusammenspiel des Nerv-Muskelsystems und der Menge der aktivierten motorischen Einheiten. Ein 100 m Weltklassesprinter aktiviert genetisch bedingt mehr motorische Einheiten als der Durchschnittssportler. Die intermuskuläre Koordination bezeichnet das Zusammenspiel von Muskelgruppen innerhalb der Muskelschlingen. Insgesamt betrachtet wird die Koordination auch als Gewandtheit bezeichnet, die quantitative Erfassung ist daher etwas schwierig. Man unterscheidet deshalb zwischen allgemeinen und speziellen koordinativen Fähigkeiten. Die allgemeinen koordinativen Fähigkeiten sind das Ergebnis einer vielfältigen Bewegungsschulung in verschiedenen Sportarten (Weineck, 1994, S. 537). Die speziellen koordinativen Fähigkeiten werden durch spezielle Anforderungen einer Sportart abverlangt. Beispielsweise ein Doppelsalto vom Hockreck beim Leistungsturner. Von daher ist eine gewisse Gewandtheit oder Wendigkeit eng mit dem Gleichgewichtssinn und Bewegungsgefühl verbunden. Das Gleichgewicht spielt im Leben eines Menschen eine viel größere Rolle als man glaubt (Hirtz, Hotz & Ludwig, 2000, S. 18). Der aus

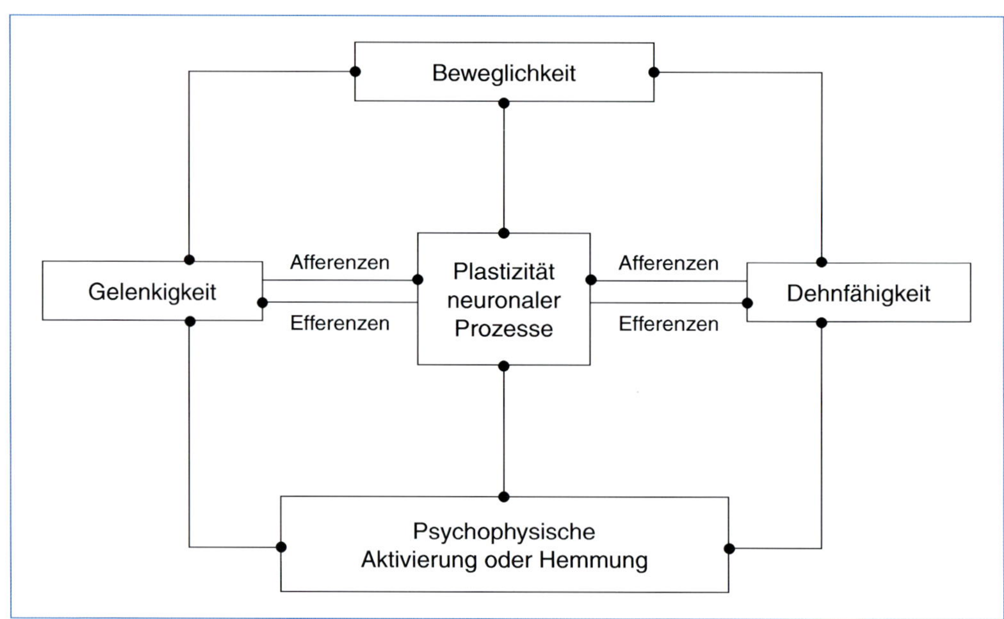

Abb. 41: (aus Knebel, 2005, S. 56).

dem griechischen stammende Begriff Kinästhesie soll abschließend die Koordination untermauern. Kin = bewegen; ästhesie = Empfindung und bezieht sich auf die Empfindung und Wahrnehmung der eigenen Bewegungen, auf die Bestimmung der relativen Positionen von Körperteilen und die Lage des Körpers im Raum (Singer, 1985, S. 199; zitiert aus: Hirtz, Hotz & Ludwig, 2003, S. 22) bzw. auf die Wahrnehmung von Raum-, Zeit- und Spannungsverhältnissen der Eigenbewegung (Rieder, 1983, S. 187).

11 Trainingsprinzipien/ Trainingsbelastung

Mit dem Verständnis der Trainingsprinzipien ist es möglich einen Trainingsplan unter Berücksichtigung der differenzierten motorischen Grundeigenschaften zu erstellen, und die optimale Abstimmung von Belastung und Erholung zu erzielen. Im Kapitel 12 wird anhand der Bestimmung von Belastungsintensitäten die praktische Umsetzung beschrieben. Sportliche Leistungsfähigkeit ist abhängig von der Kenntnis der einzelnen Belastungskomponenten. Abbildung 42 zeigt wie die sich beeinflussenden Faktoren interagieren.

Man unterscheidet also folgende Komponenten:

a) Reizintensität ist die Stärke des einzelnen Reizes. Beispielsweise sind für ein effektives Ausdauertraining mindestens 2 bis 3 Einheiten pro Woche mit einer bestimmten dauernden Belastung nötig. Die Intensität entspricht mindestens 60 bis 80% der maximalen Sauerstoffaufnahme.

b) Reizdichte bezeichnet den zeitlichen Ablauf der Reize und reguliert den Wechsel von Belastung und Erholung (vgl. Letzelter, 1983, S. 37). Werden in der Woche 3 Krafttrainingseinheiten mit 3 Ausdauertrainingseinheiten kombiniert, ist es günstig dies an jedem zweiten Tag im Wechsel zu tun.

c) Die Reizdauer kennzeichnet die Zeit, in der ein einzelner Trainingsinhalt als Bewegungsreiz auf den Organismus wirkt. Die Reizdauer definiert auch die Zeit, in der mehrere Reize gesetzt werden, einmal in Serien, zum anderen in Dauerbelastungen. Beispielsweise wird dies im Krafttraining als 5 Serien à 10 Wiederholungen in Einzelreizen und als azyklisch definiert. Bei einem Dauerlauf kommt es zu einer Summe von Einzelreizen im Sinne der zyklischen Bewegung und damit ist die Reizdauer identisch mit der Gesamtbelastung. Insgesamt betrachtet, ist die Reizdauer vom Trainingsziel abhängig und richtet sich nach der Gesamtbelastung.

d) Der Reizumfang stellt die Summe der im Training gesetzten Reize dar. Er bezieht sich auf die im Training zurückgelegte Strecke oder in Angaben wie Kilogramm. Im Kraftsport ergibt der Reizumfang bei 5 Serien à 10 Wiederholungen mit einer Belastung von 80 kg einen Gesamtumfang von

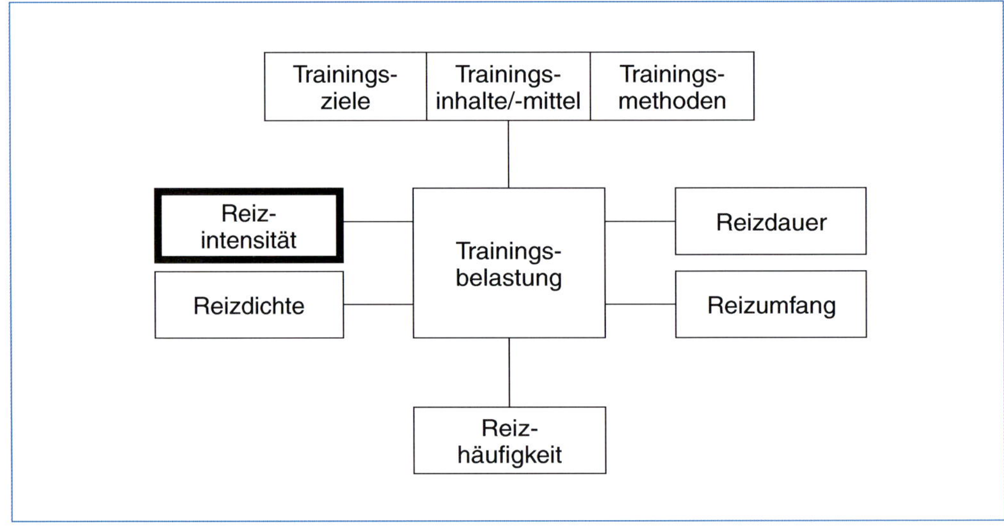

Abb. 42: Komponenten der Trainingsbelastung (aus Weineck, 1994, S. 23).

4000 kg. Beim Ausdauertraining, das als Sonderfall betrachtet wird, entspricht ein Dauerlauf von 1 Std. Dauer als einzigen Trainingsinhalt während einer Trainingseinheit, - der Reizumfang der Reizdauer.

e) Die Trainingshäufigkeit wird in der Regel durch wöchentliche Trainingsbelastung bestimmt und in Intensitäten aufgeteilt. Die Trainingshäufigkeit ist abhängig von Belastung und Erholung, sowie dem Trainingszustand und ob Anfänger oder Leistungssportler.

f) Das Trainingsziel ist abhängig von der Methode. Ein Sprinter wird durch die Intervallmethode von 10 x 50 m und vollständiger Erholungspause seine Grundschnelligkeit eher verbessern als mit langen langsamen Dauerläufen wie der Langstreckenläufer dies tut. Das Trainingsziel Verbesserung der Schnelligkeit ist nur durch Schnelligkeitstraining möglich.

g) Trainingsinhalte und Mittel beziehen sich auf die Anwendbarkeit. Ist der Trainingsinhalt die Verbesserung der Koordination mit dem Ball, mittels aufgestelltem Slalomparcours, kann dies als Ziel indirekt die Ballführung sein! Trainingsinhalte stehen auch für Trainingsübungen und richten sich aus auf das vorgegebene Ziel.

11.1 Prinzip des trainingswirksamsten Reizes

Um einen Trainingseffekt mit Leistungssteigerung zu erzielen, ist eine Mindestmenge von Belastungsreizen notwendig. Abhängig vom Trainingszustand unterscheidet man zwischen Anfängern und Fortgeschrittenen und den wirksamsten Reizen. Die Mindestreizstärke liegt beim Krafttraining beim Untrainierten bei 30% der möglichen Maximalkraft, hingegen beim trainierten Sportler in etwa bei 70%. (vgl. Hollmann & Hettinger, 1990, S. 221-270).

11.2 Prinzip der individualisierten Belastung

Dieses Prinzip berücksichtigt die persönliche psychophysische Belastbarkeit im Rahmen eines Trainingsplanes. Zwei grundverschiedene Sportler können also nicht nach dem gleichen Trainingsplan trainieren. Entscheidend sind demnach Konstitution, Kondition und Belastbarkeit und sind auch abhängig von der Sportart und dessen Typologie. Beispielsweise wird ein Torwart ein anderes spezifisches Fußballtraining absolvieren als ein Stürmer. Diese beiden Sportler bringen von vorneherein schon verschiedene Dispositionen mit.

11.3 Prinzip der ansteigenden Belastung

Dieses Prinzip steht für eine ansteigende progressive Belastung und ergibt sich aus der gesetzmäßigen Beziehung zwischen Belastung, Anpassung und Leistungssteigerung (vgl. Weineck, 1994, S. 30). Diesem Grundsatz folgend müssen die Belastungsintensitäten und Umfänge auf Dauer gesteigert werden, damit die Wirksamkeit eines Trainings erhalten bleibt. Der Grundsatz nach dem Prinzip der ansteigenden Belastung heißt: gleich bleibende Belastungen erhalten die Leistungsfähigkeit, eine Erhöhung der Belastung in Abständen führt zur Leistungssteigerung.

11.4 Prinzip der richtigen Belastungsfolge

Dieses Prinzip ist dann wichtig, wenn mehrere Leistungskomponenten geschult werden sollen. Beispielsweise soll in einer Trainingswoche Schnelligkeit, Schnelligkeitsausdauer und allgemeine Grundlagenausdauer trainiert werden. Das Training in der Woche ist auf Montag, Mittwoch und Freitag verteilt. Die Reihenfolge richtet sich nach der Intensität und Erholungsfähigkeit. Es folgt daraus:

1. Tag: Schnelligkeitstraining mit hoher Intensität und noch erholten Nerv-Muskelsystem zu Beginn der Woche. Die Streckenlänge ist relativ kurz.
2. Tag: Schnelligkeitsausdauer mit submaximaler Intensität und längere Distanz als am ersten Tag. Der Trainingsumfang ist höher.

3. Tag: Das Training der Grundlagenausdauer dient auch zur Regeneration von den vorausgegangenen Tagen mit einer Intensität im aeroben Bereich. Der Trainingsumfang ist ca. 1 Std.

11.5 Prinzip der variierenden Belastung

Ab einem bestimmten Leistungsstand sind variierende Belastungen notwendig um eine weitere Leistungsverbesserung zu erzielen. Es wird mit einer sprunghaften Belastungssteigerung versucht, eine Homöostasestörung mit anschließender Adaption zu erzielen. Dies kann beispielsweise mit einer Veränderung der Geschwindigkeit oder Bewegungsausführung mit Zusatzlasten sein. Weitere Möglichkeiten sind, die Belastungsintensität durch Verkürzung der Pausendauer zu erhöhen oder die Trainingsmethoden insgesamt zu verändern. Das Prinzip der variierenden Belastung ist dann sinnvoll, wenn die kontinuierliche Belastungssteigerung zu keiner Änderung der Homöostase führt. Man nennt es auch Stagnation.

11.6 Prinzip der wechselnden Belastung

Beim Zehnkampf der Leichtathletik spielt das Prinzip der wechselnden Belastung eine große Rolle und erfordert ein sehr differenziertes Training. Dabei sind mehrere physische Leistungsfaktoren von Bedeutung. Die Kenntnis der Wiederherstellung nach Belastung (Heterochronismus) ist daher wichtig!

Darunter versteht man, dass verschiedene Belastungsformen den Organismus auch unterschiedlich belasten. Beispielsweise wird durch ein intensives Krafttraining eine Ausschüttung von Wachstumshormonen angeregt und somit der anabole Eiweißstoffwechsel. Das Ziel ist eine Hypertrophie des Muskels. Bei einem intensiven Ausdauertraining werden die Glykogenspeicher des Muskels geleert und gleichzeitig verhindert, dass Wachstumshormone ausgeschüttet werden. Der Testosteronspiegel ist daher entsprechend niedriger als bei einem Krafttraining. Hier leitet man auch eine katabole Phase bezüglich des Eiweißstoffwechsels ein. Da beim Zehnkampf beide konditionellen Fähigkeiten entwickelt werden müssen, sind

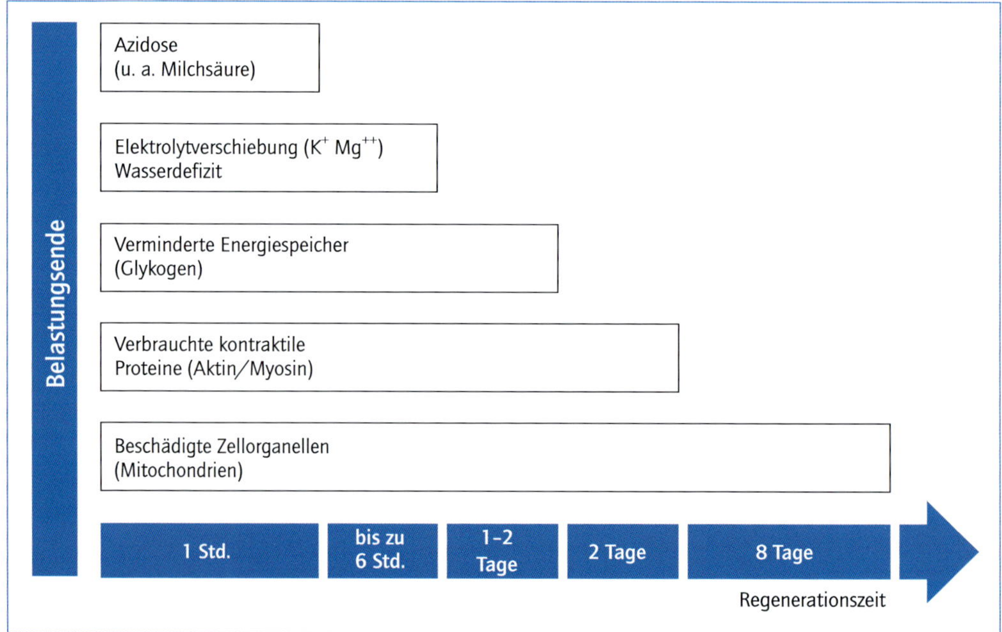

Abb. 43: Die unterschiedlichen Regenerationszeiten biologischer Teilsysteme (aus: Weineck, 1994, S. 35).

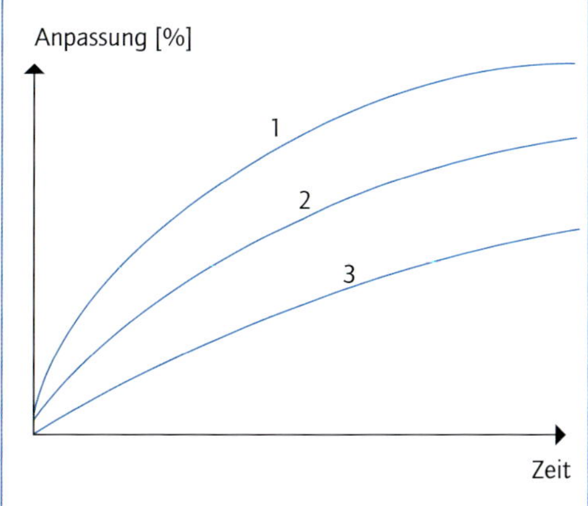

Abb. 44: Das Adaptionsausmaß nach wiederholten trainingswirksamen Reizen bei unterschiedlich rasch adaptierenden funktionellen Systemen: 1 = rasch adaptierendes System (z. B. Muskulatur); 2 = mäßig rasch adaptierendes System (z. B. maximale Sauerstoffaufnahme); 3 = langsam adaptierendes System (z. B. Veränderungen im Bereich des Halte- und Stützapparates) (aus: Weineck, 1994, S. 35).

die optimale Relation von Belastung und Erholung sowie die richtige Belastungsreihenfolge enorm wichtig.

11.7 Prinzip der optimalem Relation von Belastung und Erholung

Werden Belastung und Erholung im Trainingsprozess optimal kombiniert, kommt es immer zu einer erhöhten Leistungssteigerung. Voraussetzung hierfür sind wiederholte, den Körper ermüdende Belastungseinheiten, die während der Erholung nachfolgend zu einer Leistungssteigerung im Sinne der Adaption des Körpers führen. Überlastende Einheiten führen zu keiner Adaption und schwächen den Körper. Beispielsweise führen Krafttrainingseinheiten täglich für die gleichen Muskelgruppen ausgeführt, zu einer Störung der Erholungsfähigkeit weil die Muskulatur ca. 24-48 Stunden zur Regeneration benötigt. Das Gleiche gilt für hochintensive Ausdauereinheiten. Sie führen dazu, dass permanent im anaeroben Bereich trainiert wird und die Glykogenspeicher leer bleiben. Wenn Trainer und Sportler die unterschiedlichen Regenerationszeiten biologischer Teilsysteme berücksichtigen, kann der Körper eine Anpassung (Adaption) auf lange Sicht vollziehen. Damit ist auch gewährleistet, dass Belastungsumfang und -intensität gesteigert werden können.

11.8 Prinzip der progressiven Belastung

Die Leistungssteigerung erfolgreicher Sportler geht mit einer beständigen Zunahme der Trainingsbelastung einher (Letzelter, 1983, S. 50). Je höher das sportliche Niveau, desto umfangreicher und intensiver das Training. Leistungsanstieg und Trainingsanforderungen verhalten sich proportional. Eine Verminderung der Trainingsbelastung bewirkt langfristig einen Leistungsrückgang. Das Prinzip der progressiven Belastung sagt aus, dass die Trainingsbelastung längerfristig kontinuierlich gesteigert werden muss. Bleibt dies aus, ist eine Steigerung ausgeschlossen. Bei konstanter äußerer Belastung reagiert der Organismus innerlich nur gering oder nicht mehr. Entscheidend für eine Reaktion des Organismus ist die innere Belastung. Die innere Belastung muss im Grenzbereich liegen, damit eine Anpassung durch Adaption erreicht werden kann. Dies hängt von der Art des Trainings und Belastung bezüglich Erholungsfähigkeit ab.

Art des Trainings	Könnensstufe	
	Einsteiger	Könner
Leichte Gymnastik	24 Stunden	12 Stunden
Leichtes Ausdauertraining (z. B. Gehen, Traben)	36 Stunden	18 Stunden
Intensives Ausdauertraining (z. B. Laufen)	48 Stunden	24 Stunden
Hochintensives Ausdauertraining (Bergläufe)	60 Stunden	36 Stunden
Intensives, maximales Krafttraining	72-96 Stunden	48-60 Stunden

Abb. 45: Erholungs-Regenerationszeiten nach Belastung (aus: Peters & Stemper, 1999, S. 23; nach Stemper & Wastl, 1994, S. 25).

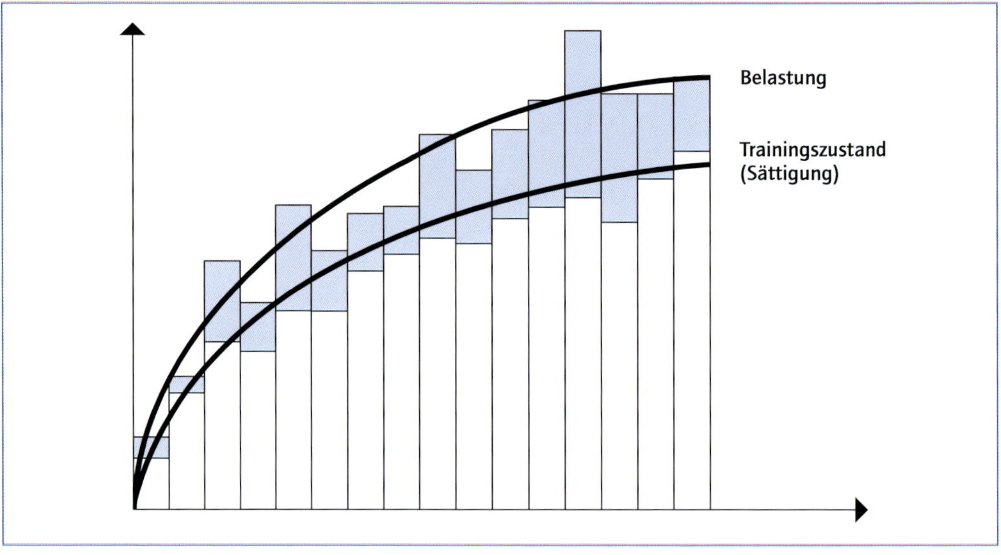

Abb. 46: Das Prinzip der progressiven Belastung und die nichtlineare Leistungssteigerung (aus: Letzelter, 1978, S. 53).

Der Anstieg der sportlichen Leistungsfähigkeit erfolgt langfristig nicht linear! Zuwachsraten bei Anfängern sind bedeutend größer als bei Könnern. Grafisch lässt sich die Veränderung des Trainingszustandes in einer Sättigungskurve darstellen, mit steilem Leistungsanstieg am Anfang und immer geringer werdenden Verbesserungen bis zum Leistungsmaximum.

Sofern Leistungs- und Belastungssteigerung sich völlig proportional verhalten, ist der Belastungsanstieg mit der gleichen Kurve zu verdeutlichen. Dagegen sprechen aber Erfahrungen in der Trainingspraxis. Es muss vielmehr davon ausgegangen werden, dass der Anstieg der Belastung jeweils steiler erfolgen muss, als der der Leistungsfähigkeit (Letzelter, 1978, S. 52). Charakteristisch ist ein sprunghafter Leistungsanstieg, nach Harre (1973) ist dies auch wirkungsvoller als eine konstant lineare allmähliche Belastungssteigerung (vgl. auch Weineck, 1994, S. 31, S. 599). Es werden nach neueren Erkenntnissen auch Trainingsblöcke trainiert, das heißt bestimmte Inhalte werden konzentriert mit hoher Intensität und kurzer Dauer trainiert (bspw. Kraft oder Sprint).

Dann wird der Belastungsumfang gesteigert und die Intensität verringert, um damit die Leistungsreserven zu aktivieren. Es kommt dann zu einem verzögerten Trainingseffekt der langfristig geplant ist (vgl. Martin, Carl & Lehnertz, 1993, S. 244).

Durch diese Mehrbelastungen wird der Organismus zu einer Gegenreaktion im Sinne der Adaption gezwungen. Das aktuelle Leistungspotential wird überfordert, das psychophysische Gleichgewicht wird gestört und neue Regulations- und Anpassungsprozesse ausgelöst.

Beispiel der progressiven Belastungssteigerung anhand der Intervallmethode:

(vgl. Letzelter, 1983; Weineck, 1994; Grosser et al., 1987; Hollmann & Hettinger, 2000 u. a.)

Die Intervallmethode basiert auf dem Serienprinzip wie es im Krafttraining und Sprinttraining der Leichtathletik vorkommt.

1. Erhöhung der Trainingshäufigkeit bis zum täglichen Training bei Fortgeschrittenen und zum zweimaligen Training pro Tag bei Hochleistungssportlern.
2. Erhöhung des Trainingsumfanges durch Vergrößerung der Reizdauer.
3. Erhöhung des Trainingsumfanges durch Vermehrung der Reizhäufigkeit.
4. Erhöhung der Reizdichte, also Verkürzung der Pausen.
5. Erhöhung der Reizintensität.

12 Das Krafttraining

Krafttraining ist aus keiner Sportart mehr wegzudenken. Sportartspezifisches Krafttraining verbessert die motorische Grundeigenschaft in der jeweiligen Disziplin. In der Rehabilitation und Prävention trägt Krafttraining zum schnelleren Aufbau der Muskulatur bei, verbessert Haltungsdysbalancen und dient älteren Menschen als Sturzprophylaxe. Kraftdifferenzen von einzelnen Extremitäten nach vorderer Kreuzbandoperation können ausgeglichen werden. Krafttraining verbessert sowohl die inter- als auch intramuskuläre Koordination. Somit hat regelmäßiges Krafttraining Vorteile und die Ziele können damit differenzierter beschrieben werden (vgl. Boeck-Behrens & Buskies, 2001, S. 10; Buchbauer, 2008, S. 426-434).

Präventive Ziele:
- Erhalt und Verbesserung der Leistungsfähigkeit des Stütz- und Bewegungsapparates.
- Stärkung des Sehnen- und Bandapparates, der Knorpel und des Knochens.
- Linderung von Rückenbeschwerden, Haltungsschwächen und allgemeinen Haltungsdysbalancen.
- Kompensation der Knochendichte bei Osteoporose.
- Verbesserung der allgemeinen Koordination und Kondition.
- Kompensation des Muskelabbaues im Alter.
- Unterstützt das Herz-Kreislauf-System durch ökonomischere Bewegungen.
- Wirkt der alltäglichen Belastung entgegen und macht fitter.

Rehabilitative Ziele:
- Verhindert Muskelartrophien nach längerer Ruhigstellung.
- Beschleunigt die Rehabilitation nach Operationen am Bewegungsapparat.
- Chronische Rücken- und Gelenkbeschwerden können gelindert werden.
- Rasche Wiedereingliederung in den Beruf.
- Verbesserung der Stabilisation bei künstlichen Gelenkersatz.

Leistungssteigerung:
- Leistungsoptimierung durch Kraftzuwachs im Sport und Alltag.
- Kompensation von Dysbalancen bei einseitiger Belastung im Alltag.
- Sportartspezifische antrainierte Dysbalancen werden gelindert.

Körperformung:
- Veränderung und Verbesserung der Statik und Muskelsymmetrie.
- Muskelhypertrophie im Bodybuilding.
- Verringerung des Körperfettanteils bei Übergewicht.
- Erhaltung des Körperfettanteils bei Untergewicht und gleichzeitigen Aufbau von Muskelmasse.
- Straffung des Muskel- und Bindegewebes.

Psychische Effekte:
- Steigerung von Selbstbewusstsein und Selbstwertgefühl (Brown & Harrison, 1986).
- Entwicklung von Körperbewusstsein und Verbesserung der Körperwahrnehmung (Garbe, 1987).
- Kann bei leichten Depressionen Linderung verschaffen.

12.1 Krafttraining – Belastungsintensitäten und Trainingsziel

Das Krafttraining hat verschiedene Methoden deren Ziele sich klar zuordnen lassen (siehe Abb. 47). Die Einteilung zeigt neben der Intensität und dem Trainingsziel außerdem Serien- und Übungsanzahl, Wiederholungszahl, Pausen und Bewegungstempo. Die Methoden Kraftausdauer, Maximalkraft und Schnellkraft sind dem sportlichen Training zuzuordnen. Die Hypertrophiemethoden betreffen innerhalb der Unterteilung das primäre Muskelaufbau- und Bodybuildingtraining und unterscheiden sich im Bewegungstempo. Die Präventions- und Rehamethode haben unter-

Methode	Intensität	Serien	Übungsanzahl	Wiederholungszahl	Pausen	Tempo	Trainingsziel
Kraftausdauer	30–50%	3	2–3	mindestens 20 mindestens 50	30–60 Sek.	zügig	lokale Muskelausdauer
Maximalkraft	90–100%	3–5	eine Hauptübung	3–1	4–6 Min. vollständige Erholung	**konzentrisch:** explosiv **exzentrisch:** langsam	intramuskuläre Koordination und Kräfteverbesserung maximal
Schnellkraft	30–70%	3–4	2–3	5–6	3–5 Min. vollständige Erholung	**konzentrisch:** explosiv **exzentrisch:** zügig	intramuskuläre Koordination und Schnellkraftverbesserung
Hypertrophie							
Methode I	60–70%	3	3	15	2–3 Min.	langsam	vermehrte Kapillarisierung/Muskelaufbau
Methode II	80–90%	3	2	8–3/4	3–4 Min.	zügig	Muskelaufbau
Methode III	95/85/75%	1	2	2/5/8	3 Min.	zügig – langsam	Maximalkraft/Muskelaufbau
Präventionsmethode							lokale Muskelausdauer,
Methode I	30–50%	2	3	20–15	1–2 Min.	langsam	Koordination und Grundlagenkraft
Methode II	60–80%	3	2	15–10	2–3 Min.	langsam	Muskelaufbau/Erhaltung
Rehamethode							
plus methodischem Übungsaufbau nach Phasen in Tagen/ Wochen/Monaten	20–60%	3	3–4	30–20–15–10	1 Min.–2,5 Min.	langsam	Koordination, lokale Muskelausdauer und Muskelaufbau/Kraft

Abb. 47: Krafttrainingsmethodeneinteilung (nach Buchbauer, 2000, S. 224; aus: Buchbauer, 2003, S. 52).

schiedliche Pausendauer und Serienanzahl im Vergleich zu den zuletzt genannten. Allen Methoden liegt die Kraftausdauer zu Grunde und wurden vom sportlichen Krafttraining abgeleitet und für das jeweilige Trainingsziel modifiziert. Anhand dieser Tabelle kann ein individueller Trainingsplan erstellt werden. Die Grundlage bildet das Serienprinzip der gleich bleibenden Belastung, d. h. wenn die Wiederholungszahl erreicht ist, wird die Belastungsintensität der jeweiligen Übung angepasst. Diese progressive Belastungssteigerung ist individuell. Zwischen den Methoden sollte nicht gemischt werden, beispielsweise Kraftausdauer und Maximalkraft. Leichter ist es eine jeweilige Belastungsintensität 3 bis 4 Wochen jeweils 2x pro Woche durchzuführen um dann in die nächst höhere Belastung überzugehen.

Beispiel:

a) 3 Wochen Kraftausdauer.
b) 3 Wochen Hypertrophiemethode I.
c) 3 Wochen Hypertrophiemethode II.
d) 1 Woche Hypertrophiemethode III.
e) Maximalkrafttest zur Bestimmung der neuen Belastungsintensität und zurück zu Methode b etc.

Günstig ist bei mehrmaligem Training in der Woche ein Splitprogramm zu absolvieren.

Beispiel:

Montag und Donnerstag:
Brust - Schulter - Trizeps und Bauch.

Dienstag und Freitag:
Rücken - Bizeps und unterer Rücken.

Mittwoch und Samstag:
Beine und Waden.

Da die Ausdauer nicht vernachlässigt werden soll, ist es besser nur 4 Einheiten dem Krafttraining zu widmen. Wie man dies integriert ist im Kapitel 13.4 besprochen.

Beispiel:

Trainingsziel Hypertrophie bei einer Leistung von 125 kg im Bankdrücken; Methode II: Bei einer Intensität von 70 bis 85%

a) Allgemeines und spezielles Aufwärmen ca. 10 Minuten.
b) 87,5 kg → 8 Wiederholungen (WH).
c) 95 kg → 6 WH = 76% vom Maximum.
d) 100 kg → 6 WH = 80%
e) 105 kg → 5 WH = 84%
f) 95 kg → 8 WH = 76%
g) 87,5 kg → 2x8 - 10 WH. = 70%.

Dies entspricht einer Durchschnittswiederholungszahl von 7 und einer Intensität von 75% bei leicht auf- und absteigenden Serien. Eine zweite Übung sollte mit drei bis vier Serien den Muskel reizen und ermüden. Die Erholungsphase von 48 Stunden genügt für die Regeneration. Erfahrungsgemäß sind pro Muskelgruppe und zwei Trainingseinheiten ein schwerer und ein leichterer Tag am besten. Mit ca. 10% Belastungsintensitätsdifferenz und unterschiedlichen Übungen wird der Muskel auf das Training gut ansprechen. Der Ernährung sollte bei einem Muskelaufbautraining Beachtung geschenkt werden. Mindestens 1,5 bis 2 Gramm Eiweiß pro Kilogramm Körpergewicht und ausreichend Kohlehydrate und Fette sind Voraussetzung für einen Muskelaufbau (siehe Abb. 47).

12.2 Das Reha-Krafttraining und was zu beachten ist

Grundsätzlich gilt nach einer Verletzung oder Operation, dass anhand der Wundheilungsphasen die im Kapitel 9 besprochen wurden, die Belastungsintensitäten bestimmt werden. Das funktionelle Kraftaufbautraining richtet sich nach der Diagnostik und wird methodisch mit einer Übungsreihe aufgebaut. Auf Maximalkrafttests wird zum großen Teil verzichtet. Falls es doch nötig ist, nach einem operierten Kreuzband Kraftdifferenzen im Seitenvergleich zu testen, ist volle Belastbarkeit und Ausheilung notwendig. Für ein Muskelaufbautraining in der Rehabilitationsphase gelten bei allen Krankheitsbildern spezielle Indikationen und Kontraindikationen um ein Training absolvieren zu können.

Ein Beispiel soll dies verdeutlichen

Zustand nach vorderer Kreuzbandoperation:

1. Voraussetzung für den Trainingsbeginn → kein Instabilitätsgefühl → das aktive Streckdefizit darf nicht mehr als 10% betragen → relativ normales Gangbild.
2. Kontraindikation: → kein offenes Trainingssystem (z. B. Beinstreckmaschine) → Vorsicht bei ansteigenden Schmerzen bei Ausführung der Übung und nach den Übungen.
3. Übungsreihe im Trainingsplan: Erste Woche → Einbeinextension, Einbeinabduktion, Wadenheben gestreckte Beine, Beincurls für die Ischiocruale Muskelgruppe. Zweite und dritte Woche → Identisch nur Belastungssteigerung. Dritte Woche → Belastungssteigerung und Übungen im geschlossenen System der Beinpresse einbeinig → weitere Belastungssteigerungen bis zum Abschluss von 8 bis 12 Wochen mit Abschlusstest im Seitenvergleich. Parallel zum Aufbautraining werden koordinative Übungen integriert und die Ausdauer geschult.
4. *Anmerkung:* Diese Phasen sind individuell verschieden je nach Konstitution und Kondition, ob Leistungssportler oder ältere untrainierte Personen. Komplette Programme zum medizinischen Aufbautraining in der Rehabilitation mit 55 Krankheitsbildern detailliert beschrieben, findet man unter → Buchbauer und Steininger, „Funktionelles Kraftaufbautraining in der Rehabilitation", Elsevier-Verlag. 7., überarbeitete Auflage 2016, unter Mitarbeit von Dr. med. H.G. Eisenlauer, verantwortlich für die Diagnostik.

13 Das Ausdauertraining

Grundlegend einer allgemeinen Fitness ist die Ausdauer für das Herz-Kreislauf-System. Mit einem Ausdauertraining stärkt man das Herz, indem mehr Volumen Blut pro Herzschlag befördert werden kann und gleichzeitig wird mit der vermehrten Sauerstoffaufnahme die Lunge bis in die kleinsten Kapillaren mit Nährstoffen versorgt. Eine gute Ausdauer ist wichtig für das arteriell- und venöse Gefäßsystem und versorgt dadurch auch das Gehirn mit Sauerstoff. Da wir ca. 6 Liter Blut im Körper verteilt haben, ist es von Vorteil, wenn mehr rote Blutkörperchen im Volumenanteil enthalten sind. Damit hat der Körper mehr Sauerstoff zur Verfügung weil mehr Sauerstoffatome an die Blutkörperchen angedockt werden können.

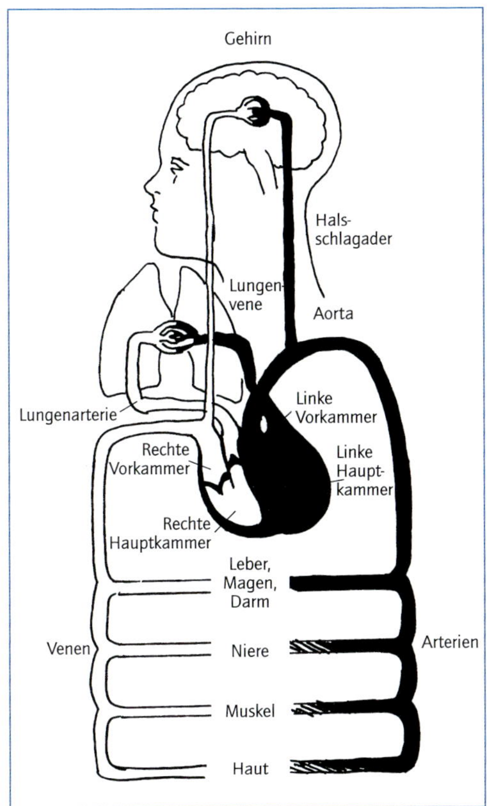

Abb. 48: Blutkreislaufsystem mit Gehirn und Organen (aus: Buchbauer & Kling, 2007, S. 43).

Mit einem trainierten Gefäßsystem ist es besser, den Blutdruck zu steuern. Ausdauertraining senkt bei Bluthochdruck, zu hohen Puls und Übergewicht alle drei Parameter. Zudem stärkt man durch Ausdauertraining das Immunsystem, weil der Körper auf die zunächst belastende Aktivität, mit einer Erhöhung von Abwehrstoffen reagiert.

Uhlenbruck (1990) verweist auf ein stabiles Immunsystem direkt oder indirekt über psychoneuro-immunologische Bahnen, durch Ausdauertraining (vgl. Meusel, 1996, S. 41).

Zusammengefasst besteht das Herz-Kreislauf-System aus einem kleinen und großen Kreislauf im Verbund. Von der Aorta gelangt sauerstoffreiches Blut der Arterien in den Körper. Sauerstoffarmes Blut gelangt dann über die Venen in die rechte Herzkammer, von dort fließt es über eine Arterie, die venöses Blut führt, in die Lunge. In der Lunge wird über die Lungenbläschen Sauerstoff der roten Blutkörperchen zugeführt und in die linke Herzhälfte befördert. Von dort gelangt das Blut über die Aorta wieder in den Körper. Im Körper verteilt sich das Blut über Arterien und kleinste Gefäße (Arteriolen) zu den Organen und zur Zentralstelle, dem Gehirn!

13.1 Wirkungen der Ausdauer auf die Gesundheit

Die nachfolgende Abbildung 49 zeigt im Überblick die positiven Auswirkungen eines regelmäßigen Ausdauertrainings (nach Buskies & Boeck-Behrens, 1995, S. 11–12).

13.2 Das Training der allgemeinen Ausdauer

Bei einem Training der Ausdauer mit Laufen, Radfahren, Schwimmen usw. werden immer mehr als $1/7$ der Gesamtmuskulatur beansprucht und entsprechend steigt die Pulsfrequenz und der Sauerstoffverbrauch. Definiert

Herz	• Absinken von Ruhepuls und Belastungspuls • Vergrößertes maximales Schlag- und Herzminutenvolumen • Vergrößerung von Herzmuskel und Herzkammern (nur bei langjährigem umfangreichen Training) • Verbesserte Durchblutung des Herzmuskels • Vergrößerung der maximalen Sauerstoffaufnahmefähigkeit und des maximalen Sauerstoffpulses • Ökonomisierung der Herzarbeit und geringere Herzbelastung
Gefäßsystem und Blut	• Geringeres Risiko von Arteriosklerose • Abnahme des Blutfettspiegels und Vergrößerung des positiven HDL-Anteils • Geringere Stresshormonausschüttung • Bessere Versorgung der Organe und der Muskulatur mit Sauerstoff und Nährstoffen • Bessere Fließeigenschaften • Geringere Thromboseeignung • Vergrößerte Blutmenge und vermehrter Hämoglobingehalt
Lunge/Atmung	• Vergrößerung des maximalen Atemminutenvolumens • Verbesserung der Atemökonomie für vergleichbare Belastungen
Risikofaktoren	• Vorbeugung von Herz-Kreislauferkrankungen und Abschwächung bzw. Beseitigung von Risikofaktoren wie z. B. Bluthochdruck, Diabetes mellitus, Übergewicht, erhöhte Blutfettwerte, erhöhter Harnsäurespiegel und Bewegungsmangel
Osteoporose	• Vermutlich vorbeugende Wirkung
Muskulatur	• Verbesserte Durchblutung • Verbesserte Sauerstoffaufnahme, -speicherung, -verarbeitung
Immunsystem	• Stärkung des Immunsystems • Vorbeugende Wirkung gegen Tumorerkrankungen
Leistung	• Verbesserte Ausdauerleistungsfähigkeit und gesteigerte Leistungsfähigkeit im Beruf, im Alltag und in der Freizeit
Regeneration	• Beschleunigte Erholung, verbesserte Regenerationsfähigkeit
Körperformung	• Zusätzlicher Energieverbrauch, Fettabnahme, Körpergewichtsreduktion bei Übergewichtigen in Zusammenhang mit einer qualitativen und/oder quantitativen Ernährungsumstellung
Psyche	• Verbesserung des Wohlbefindens, Abbau von Stress, Anspannung und Ängsten, Entwicklung von Körperbewusstsein, Verbesserung der Körperwahrnehmung, Steigerung des Selbstbewusstseins

Abb. 49: Positive Auswirkungen eines regelmäßigen Ausdauertrainings (aus: Buskies & Boeck-Behrens, 1995, S. 11–12).

wird Ausdauer als Fähigkeit, über einen längeren Zeitraum ohne Pausenzeiten, eine Belastung durch zuführen. In der Literatur werden verschiedene Ausdauerzeiten genannt.

1. **Kurzzeitausdauer:** Leistungen von 35, 60 Sekunden bis 2 Minuten. Dies entspricht einem 400-m- bis 800-m-Lauf. Die Geschwindigkeiten sind relativ hoch. Ein Weltklasse 400-m-Läufer kommt bei < 44 Sek. auf bis zu 30 km/h!
2. **Mittelzeitausdauer:** Leistungen von 2 bis 10 Minuten. Weltklassemittelstreckler laufen über 3000 m bei einer Zeit von 7:30 min. weit über 20 km/h!!
3. **Langzeitausdauer:** ab 10 Minuten – diese wird nochmals unterteilt in:
   a) 5- bis 10-km-Läufe oder < 13 bis 26:30 Min. bei Weltklasseläufern. Dies entspricht auch mehr als 20 km/h oder < 2:40 pro Kilometer!
   b) 10 km bis 21 km oder Halbmarathon (21,1 km). Auch hier werden im Halbmarathon Zeiten von 58 Minuten in der Weltspitze erzielt. Dies entspricht immer noch etwas über 20 km/h.
   c) Marathon = 42,195 km. Der Weltrekordler Haile Gebrselassie hält mit 2:03,59 Std. den derzeitigen Weltrekord (Stand 2008, Berlin) auf dieser Strecke. Dies

	Substrat	Menge in Phosphatresten (-P) pro kg Muskel	maximale Einsatzdauer
1. Speicher	ATP Adenosintriphosphat	ca. 6 mmol	(theoretisch) 2–3 s
2. Speicher	KrP Kreatinphosphat	ca. 20–25 mmol	–
	Phosphatspeicher insgesamt (Phoshagen)	ca. 30 mmol	7–10 s (20 s)
3. Speicher	Glykogen (Glukose)	ca. 270 mmol ca. 3000 mmol	(anaerober Abbau) 45–90 s (aerober Abbau) 45–90 min
4. Speicher	Triglyzeride (Fette)	ca. 50 000 mmol	mehrere Stunden

Abb. 50: Energiespeicher der Muskelzelle (aus: Zintl & Eisenhut, 2001, S. 47).

entspricht einer Leistung von 2:57,30 pro Kilometer und > 20 km/h!!

d) Ultralangläufe: 50 bis 100 km. Bestzeiten von 6 ½ Std. für die 100 km sind in der Weltspitze vertreten. Weltbestleistungen liegen bei ca. 6:10 Std. Dies sind pro Kilometer 3:42!

Diese Einteilung lässt Rückschlüsse auf das Trainingspensum und der Qualität sowie Quantität schließen. Bei der Kurzzeitausdauer ist die Abhängigkeit der Grundschnelligkeit grundlegender als bei einem Marathonläufer. Zwar sind diese noch relativ hoch, aber ein Marathonläufer wird einem 800-m-Läufer nie unterlegen sein und umgekehrt. Noch bis zu 10 000 Metern kommt dem Intervalltraining große Bedeutung zu. Je länger die Wettkampfstrecke ist, desto länger das quantitative Trainingspensum.

Spitzenläufer müssen bis zu 200 Kilometer in der Woche zurücklegen um einen Marathonlauf schnell zu laufen. Ein 800-m-Läufer dagegen, dessen Trainingsziel die Grundschnelligkeit ist, läuft zwar auch noch bis zu 120 Kilometer die Woche, allerdings mit mehr Intervalltrainingseinheiten.

Die Energiebereitstellung wird wie folgt eingeteilt: je kürzer die Strecke von 10 000 m bis zu 400 m abwärts, desto höher ist der anaerobe Bereich bzw. anaerobe Schwelle gefordert.

Damit werden drei voneinander abhängige Stoffwechselfunktionen unterschieden:

Die Energiespeicher in der Muskelzelle sind primär das Adenosinphosphat (ATP) und das Kreatinphosphat (KrP). Diese energiereichen Phospate können innerhalb der Muskelzelle direkt genutzt werden. Andere Depots sind Glykogen und Fette (vgl. Zintl & Eisenhut, 2001, S. 47). Der Vorrat von ATP in der Muskelzelle ist sehr beschränkt und beträgt im ruhenden Muskel etwa 6 mmol/kg (Hollmann & Hettinger, 2000, S. 62). Dieses Depot reicht für ein bis drei Muskelkontraktionen (Mader & Heck, 1986). Die Resynthese von ATP und KrP erfolgt permanent. Das KrP ist im Vergleich zu ATP in bis zu vierfacher Menge vorrätig und hält die ATP-Konzentration bis zum nahezu völligen Verbrauch aufrecht (Zintl & Eisenhut, 2001, S. 48). Volle Kreatinspeicher sind wichtig für Kraft- und Schnellkraftsportarten und steigen trainingsbedingt an. Je länger die Belastung, desto mehr kommen die Kohlehydrate, das Glykogen (Speicherform der Glukose) und der Fettstoffwechsel zum Tragen.

1. Anaerober Kohlenhydratstoffwechsel

Hierbei werden primär Kohlehydrate verbrannt und dazu ist kein Sauerstoff notwendig (beispielsweise beim 400-m-Lauf). Der Körper geht eine Sauerstoffschuld ein und kann innerhalb kurzer Zeit sehr viel Energie freisetzen. Der Körper bildet ab ca. 20 Sekunden Laktat (Salz der Milchsäure) und der Körper muss dann bei maximaler Belastungsintensität die Arbeit letztendlich einstellen. Der Abbau des Laktats in der Muskulatur erfolgt nach Beendigung z. B. eines 400-m-Laufs durch Gehen. Der Herzmuskel ist der einzige Muskel der das Laktat direkt zur Energiegewinnung verwerten kann, die arbeitende Muskulatur nicht. Eine Laktatbildung erfordert deswegen immer genügend Glykogen. Ein dauerndes Training im anaeroben Bereich ist ungesund, weil es auch die Mitochondrien (Energiedepots) in der Zelle zerstört.

2. Aerober Kohlenhydratstoffwechsel

Dabei werden Kohlehydrate und zum Teil Fette verbrannt. Der Körper bekommt noch ausreichend Sauerstoff um auch den Fettstoffwechsel zu aktivieren. Kohlehydrate als ständiger Nachbrenner und Energiespender stehen ausreichend zur Verfügung. Die Speicherform des Glykogens sind Muskel und Leber. Im Vergleich zum anaeroben Stoffwechsel kann der Körper das zum Teil anfallende Laktat abbauen. Bei einer Zeitdauer von 30 bis 60 Minuten beträgt die Belastungsintensität 60 bis 80 Prozent der maximalen Herzfrequenz. Entscheidend ist die anaerobe Schwelle, neben der relativen individuellen Sauerstoffaufnahmekapazität, um nicht in den anaeroben Bereich zu kommen. Mehr dazu unter Punkt 13.3.

3. Aerober Fettstoffwechsel

Voraussetzung für diesen Stoffwechsel sind niedrige Belastungsintensitäten. Der Kohlehydratspeicher wird wenig beansprucht und daher für bestimmte Zeitdauer gespart. Das heißt, im Vergleich zum Kohlenhydratstoffwechsel werden noch mehr Fettsäuren beansprucht. Allerdings benötigt der Körper bei dieser Verbrennung der Fette noch mehr Sauerstoff. Die Intensität beträgt ca. 60 Prozent der maximalen Belastungsfähigkeit. Je länger die Strecke ist, desto mehr ist dieser Fettstoffwechsel entscheidend. Mit der Zeit werden die bisher gesparten Kohlehydratspeicher nämlich aufgebraucht und der Körper stellt sich daraufhin um. Die Laktatwerte eines Läufers sind bei Beendigung eines Marathonlaufes nicht mehr hoch, weil kaum mehr Glykogen zur Laktatproduktion zur Verfügung steht. Ist der Körper durch lange, langsame Läufe im Bereich der aeroben Schwelle nicht genügend trainiert, kommt es beim Marathon ab Kilometer 30 zu einem Ein- oder gar Abbruch der Belastung. Der Körper stellt vom aeroben Kohlehydratstoffwechsel nicht auf den Fettstoffwechsel um. Wird anfangs die Belastung bei einem langen Lauf zu hoch gewählt, kann der Körper durch unzureichende Sauerstoffzufuhr das anfallende Laktat nicht mehr abbauen. Der Sportler muss den Wettkampf abbrechen, weil die Geschwindigkeit nicht mehr aufrechterhalten werden kann. Um bei langen Strecken den Blutzuckerspiegel konstant zu erhalten, ist eine Flüssigkeitszufuhr mit einer fünfprozentigen Kohlenhydratlösung empfehlenswert.

13.3 Anaerobe – aerobe Schwelle und Sauerstoffaufnahmekapazität

Die angesprochenen Stoffwechsel produzieren bei bestimmten Intensitäten Mengen an Laktat. Ein Ruhelaktatwert liegt bei ca. 0,3 bis 0,5 mmol/l. Dies ist das Maß für die Stoffmengenkonzentration im Blut pro Liter in Millimol. Somit kann man eine Einteilung der aeroben bis anaeroben Energiebereitstellung vornehmen, damit der anaerobe Bereich bestimmt werden kann (siehe Abb. 51).

Die Einteilung sagt folgendes aus:

a) Grundlagenbereich: Die aerobe Schwelle wird auch Grundlagenbereich genannt; dort fallen nur ca. 2,5 mmol Laktat an. Es ist also genügend Sauerstoff vorhanden; das Laktat wird abgebaut.
b) Der aerob-anaerobe Übergangsbereich: Dieser Entwicklungsbereich I ist gekennzeichnet mit einer Laktatproduktion von 3 bis 4 mmol. Dieser Bereich versucht die Stufe II, die Schwelle zum anaeroben Bereich zu verschieben.
c) Der aerob-anaerobe Bereich II ist mit einer vermehrt gewollten Laktatproduktion definiert und wird Anaerobe Schwelle genannt. Je höher die Schwelle, desto höher der aerob-anaerobe Bereich. Es werden mehr als 4 mmol Laktat produziert und der Körper kann es gerade noch abbauen, so lange

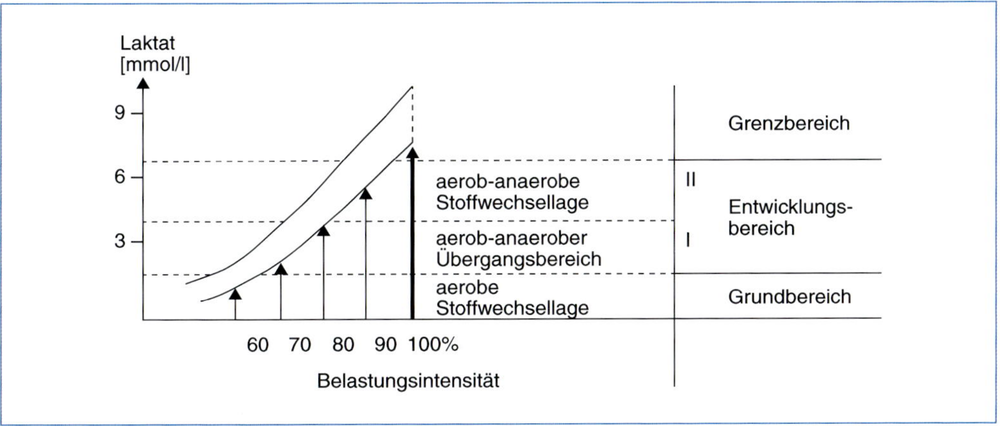

Abb. 51: Einfluss der Intensität von Ausdauerbelastungen in den drei Regulationsbereichen des Organismus auf Stoffwechselprozesse (aus: Zintl & Eisenhut, 2001, S. 112).

bis der anaerobe Bereich dominiert. Entsprechend sind die geforderten Belastungsintensitäten.

Beispiel:

Ein Läufer kann bei Puls 160 ca. 20 km/h auf 5 km mit einer Zeit von 15 min. zurücklegen. Durch Training verschiebt sich die Schwelle auf der Grafik nach rechts. Der Läufer schafft es nun bei Puls 160 ca. 21 km/h im Schnitt laufen und dies bedeutet eine Zeit unter 15 Minuten. Um genau diese Schwelle zu treffen, werden in der Sportmedizin durch Blutabnahmen die Laktatwerte mit der Trainingsintensität ausgewertet und das Training gesteuert.

13.3.1 Die Sauerstoffaufnahmekapazität

Eine weitere Einflussgröße ist die relative und absolute Sauerstoffaufnahme. Darunter versteht man die maximale Sauerstoffaufnahme über das maximale Herzminutenvolumen und die maximale arteriovenöse Sauerstoffdifferenz. Die arteriovenöse Sauerstoffdifferenz ist der Unterschied des Sauerstoffgehalts zwischen arteriellen und venösen Blut (vgl. Zintl & Eisenhut, 2001, S. 63). Bei Messungen werden individuelle Auswertungen gemacht und somit die relative Sauerstoffaufnahme bestimmt. Es sind unterschiedliche Werte bei verschiedenen Sportarten gemessen worden. Die relative Sauerstoffaufnahmekapazität ist abhängig vom Körpergewicht. Ausgedrückt in Milliliter/kg Körpergewicht/Minute (ml/kg/min). Sie ist anlagebedingt und Untrainierte haben ca. 31 bis 58 ml/kg/min im Durchschnitt - dies entspricht 98% der Bevölkerung (Taylor, 1955, S. 73). Spitzenwerte liegen bei bis zu 67 ml/kg/min. Diese werden nur von talentierten Weltklasseausdauerathleten erreicht. Unterschiede gibt es zwischen Männer und Frauen gleicher Disziplinen. Beispielsweise haben Männer zwischen 5 und 10 Prozent höhere Werte. Der Unterschied zwischen Sprintern und Ausdauerläufern beträgt ca. 15 bis 20 ml/kg/min. Gegenüber der Sauerstoffaufnahmekapazität ist die anaerobe Schwelle noch entscheidender!

13.4 Ausdauer und Krafttraining kombiniert

Die richtige Belastungsreihenfolge ist entscheidend, wenn innerhalb einer Trainingswoche Kraft- und Ausdauertraining absolviert wird. Zur Regeneration braucht ein Muskel nach einem intensiven Krafttraining 24 bis 48 Stunden zur Erholung. Damit kann unterstützend zur Regeneration und zur Verbes-

serung der Grundlagenausdauer ein leichtes aerobes Training zwischendurch gemacht werden. Das Gleiche gilt umgekehrt für eine intensive Ausdauereinheit. Das richtige Maß haben dabei die Zehnkämpfer; sie müssen alle Komponenten berücksichtigen. Hierbei verweisen wir nochmals auf das Kapitel 11, Trainingsprinzipien und Trainingsbelastung. Als Richtwert gilt nachfolgende Tabelle, welche im Rahmen eines Splitprogramms vom Fitnessbereich bis zum Leistungscharakter Kraft- und Ausdauertraining in Kombination vorstellt. Siehe auch Splittrainingsvorschlag bei einem reinen Krafttraining in Kapitel 12.
Auch bei einem Ausdauertraining sollte über die Ernährung ausreichend Eiweiß, Kohlehydrate und Fette bereitgestellt werden. Eine ausreichende Flüssigkeitszufuhr ermöglicht die Verarbeitung von Mineralstoffen und Elektrolyten. Ein Mangel führt zu Müdigkeit und Krämpfen. Der Grundumsatz an Kalorien beträgt bei einem Körpergewicht von 80 kg in Ruhe in 24 Std. ca. 1920 kcal. Bei sportlicher Betätigung und Arbeitsalltag etwas mehr. Bei leichter Arbeit ca. 500 kcal. und beim Sport ca. 300 bis 500 kcal. zusätzlich – je nach Umfang und Sportart. Der physiologische Brennwert für 1 g Kohlehydrate = 4 kcal., 1 g Eiweiß = 4 kcal., 1 g Fett = 9 kcal. Für eine Gewichtsreduktion ist die Kombination von Ausdauer- und Krafttraining an Hand eines Splittprogrammes am besten unter Berücksichtigung der Nährstoffzufuhr.

Muskelgruppen/ Programm	Tag	1	2	3	4	5	6	7
A	1 Tag Pause 6	Brust Schulter Trizeps Beine vorne	Rücken Bizeps Beine hinten Bauch	Ausdauer 0,5 Stunden Stretching 10 Min.	Brust Schulter Trizeps Beine vorne	Rücken Bizeps Beine hinten Bauch	Ausdauer 0,5 Stunden Stretching 10 Min.	Pause
B	2 Tage Pause 5	Brust Schulter Trizeps Beine hinten	Rücken Bizeps Beine hinten Bauch	Pause	Ausdauer 0,5 Stunden Stretching 10 Min.	Brust Rücken Bizeps Trizeps Bauch	Ausdauer 0,5 Stunden Stretching 10 Min.	Pause
C	3 Tage Pause 4	Rücken Brust Beine Bauch	Ausdauer 0,5 Stunden Stretching 10 Min.	Pause	Rücken Brust Arme Beine	Ausdauer 0,5 Stunden Stretching 10 Min.	Pause	Pause

Abb. 52: Das Splitprogramm: Die allgemeine Ausdauer wird als Gesundheitsprogramm mit in das Trainingsprogramm integriert. Abgestuft von A bis C. A = leistungsorientiert B/C = fitnessorientiert (nach Buchbauer, 2000, S. 226; aus: Buchbauer, 2003, S. 53).

14 Trainingswirkung und Muskelfaser

Der Mensch hat anlagebedingt langsame und schnelle Muskelfasern. Bei der Durchschnittsbevölkerung beträgt das Verhältnis 50:50. Inzwischen gilt als erwiesen, dass auch Ausdauerathleten talentiert sein müssen und nicht nur der schnellkräftige 100-m-Läufer, der von Natur aus diese Anlagen mitbringt. Ein Sprinter, der die 100 Meter in 9,9 Sekunden laufen kann, hat von Geburt an schnelle weiße Muskelfasern – FT- oder Fast-Twitch-Faser genannt.

Roter Muskel	Weißer Muskel	
tonisch	**phasisch**	
langsam kontrahierend slow twitch (ST) oxidativ (aerob)	schnell kontrahierend fast twitch (FT)	
ST (Faser) Typ I	oxidativ aerob **FTO** (Faser) Typ II A	glykolytisch anaerob **FTG** (Faser) Typ II B

Abb. 53: Roter und weißer Muskel (aus: Badke, 1999, S. 26).

Die FT-Faser arbeitet ohne Sauerstoff also anaerob und kontrahiert schnell. Beim Ausdauerathleten überwiegen die langsam kontrahierenden ST- oder Slow-Twitch-Fasern. Sie besitzen mehr rote Blutköperchen, ermüden weniger und arbeiten überwiegend aerob. Das Verhältnis ist bei beiden Spitzenbereichen im Verhältnis ca. 80:20 Prozent zu Gunsten der Faser, die dominiert. Allerdings müssen inzwischen auch gute Ausdauerathleten, die 10 000 Meter unter 27 bis 28 Minuten laufen, die 100-Meter-Strecke auch in ca. 12 Sek. und weniger laufen können. Je schneller die Grundschnelligkeit, desto schneller der Endspurt bei gleicher aerober Kapazität. Dieter Baumann konnte bei seinem Olympiasieg in Barcelona die letzten 100 Meter noch in ca. 11 bis 11,5 Sekunden laufen. Einen relativ hohen Anteil an weißen Muskelfasern wird bei Zeiten von 13 Minuten über 5000 Meter gefordert.

Die weiße Faser wird mit einer Trainingsintensität von 80 bis 90 Prozent des Maximums und explosiven Bewegungen aktiviert. Schnellkrafttraining, Sprinttraining, Sprünge u. a. gehören damit ins Trainingsprogramm. Gewichtheber haben nicht nur eine relativ hohe Maximalkraft, sondern sind auch schnell und explosiv. Mit niedrigen Intensitäten und explosiven Bewegungen wird die Schnelligkeit trainiert. Damit wird die intermuskuläre Bewegung verbessert. Hohe Belastungen von bis zu

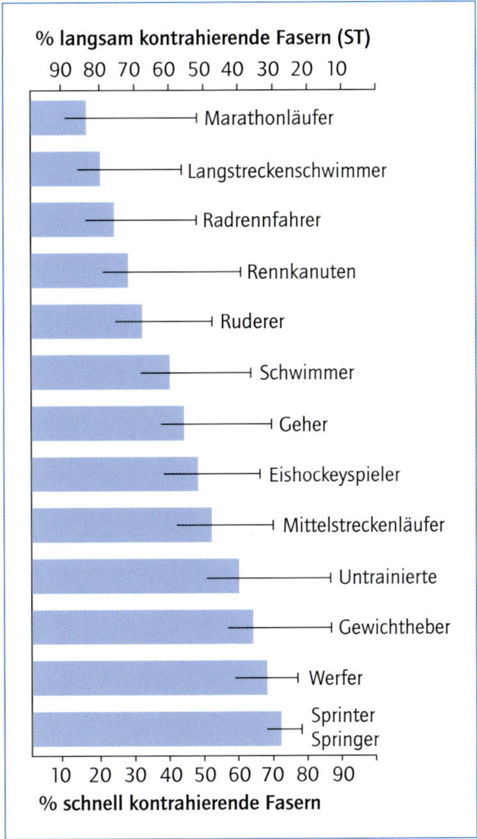

Abb. 54: Schematische Darstellung des Zusammenhangs Faserverteilung und Sportart. Die Standardabweichung ist überall groß (nach Burke et al., 1977; Costill et al., 1972; Komi et al., 1977; Thorstensson et al., 1977; aus: Badke, 1999, S. 30).

90 Prozent des Maximums, hingegen verbessern die intramuskuläre Koordination. Kugelstoßer kombinieren beide Bewegungen. Die rote Faser wird mit Kraftausdauer- und Ausdauertraining beansprucht. Die Intensität von 30 bis 60 Prozent gilt für das Kraftausdauertraining. 60 bis 80 Prozent der maximalen Herzfrequenz sollte bei einer Verbesserung der allgemeinen Ausdauer angestrebt werden. Die ausdauernden Belastungen erfordern zwangsläufig langsamere Bewegungen und eine vorzeitige Ermüdung wird somit verhindert.

15 Training von Beweglichkeit und Koordination

Im Kapitel 10 wurde der Unterschied zwischen Beweglichkeit und Koordination beschrieben. Eine isolierte Trainingsweise zur Verbesserung der Beweglichkeit und Koordination, scheint nur bei oder nach Verletzungen und großen Defiziten notwendig zu sein. Zum Aktivieren der Gelenkflüssigkeit, speziell bei Arthrose, ist ein Beweglichkeits- und Dehnprogramm neben Kraft und Ausdauer primär wichtig. Im Zusammenhang ist unschwer zu erkennen, dass regelmäßiges Training von Kraft und Ausdauer ohne Koordination nicht möglich ist. Das Argument lautet demnach, dass durch Kraft- und Ausdauertraining die Beweglichkeit als auch die Koordination verbessert werden kann.

Die im Altersverlauf abbauenden Prozesse erfordern ein Beweglichkeits- und Koordinationstraining (Buchbauer & Kling, 2007, S. 60). Untermauert wird dieses Argument durch eine Untersuchung von Bell und Hoshizaki (1981). Sie haben an 124 Frauen und 66 Männern zwischen 17 und 88 Jahren die Gelenkigkeit an acht Gelenken in 17 Bewegungsdimensionen ermittelt. Bell und Hoshizaki stellen einen allgemeinen Rückgang der Beweglichkeit von 22 der 34 gemessenen Werte fest.

Die Entwicklung der Gelenkigkeit ist grundsätzlich individuell verschieden. Carl Lewis, der viermalige Weitsprung Olympiasieger soll einmal gesagt haben: „Was soll das Dehnen? Ich bin immer locker" (s. o. Ä.). Der Weltklasse-Sprinter musste somit keine aufwendigen Beweglichkeits- und Dehnprogramme absolvieren. Festzustellen ist, dass Frauen eine bessere Gelenkigkeit haben als Männer, vermutlich liegt dies an einem höheren Östrogenspiegel. Ein höherer Östrogenspiegel bewirkt, dass mehr Wasser in der Muskulatur vorhanden und der Fettanteil in der Muskulatur erhöht ist. Dadurch kommt es zu einer geringeren Gewebsdichte und damit zu einer erhöhten Dehnfähigkeit der Muskulatur (Weineck, 1990, S. 238).

Was die Koordinationsfähigkeiten betrifft, nimmt sie ohne gezieltes Training nach dem 4. bis 5. Lebensjahrzehnt stetig ab; erst allmählich, dann stärker (Roth & Winter, 1994, S. 216). Statistisch belegt ist auch die Abnahme des statischen Gleichgewichts ab 56 Jahren (Meusel, 1995, S. 108). Ein Trainingsprogramm im Rahmen eines Stationsbetriebs (Circletraining) mit Kräftigung, Geschicklichkeits- und Beweglichkeitsübungen können diese motorischen Grundeigenschaften erhalten und verbessern.

16 Aufwärmen und Dehnen

16.1 Allgemeines und spezielles Aufwärmen

Um die Verletzungsgefahr bei einer kommenden sportlichen Belastung möglichst geringzuhalten oder auszuschließen, ist es sinnvoll ein vorausgehendes allgemeines und spezielles Aufwärmprogramm zu machen. Das allgemeine Aufwärmen in Form von Einlaufen, Radfahren, Rudern oder an Cardio-Geräten erhöht die Körpertemperatur von ca. 37 Grad auf ca. 38 Grad. Der Stoffwechsel wird dadurch angeregt und Enzyme besser verarbeitet. Bei einer Körpertemperatur von 39 bis 40 Grad ist eine optimale Zunahme der Elastizität und Plastizität der kollagenen Fasern vorhanden (Petersen & Renström, 1987). Nur durch Bewegung wird Gelenkflüssigkeit produziert und die richtige Ernährung des Knorpels im Gelenk gewährleistet. Ein Gelenk muss mindestens 5 Minuten bewegt werden damit vermehrt Gelenkflüssigkeit gebildet wird. Gleichzeitig wird die Viskosität (Zähflüssigkeit des Materials) durch Aufwärmtraining verringert. Durch ein halbstündiges Laufen kann beispielsweise die Gelenktemperatur und damit die Gelenkflüssigkeit um 2 bis 3 Grad erhöht werden. Zehnminütiges Aufwärmen erhöht die Flüssigkeitsaufnahme des Knorpels durch Dickenzunahme und es kommt zur verbesserten Pufferfunktion und Elastizität im Gelenk. Erst nach einer Temperaturerhöhung wird der Sehnen und Bandapparat durch Diffusion ernährt. Deshalb ist allgemeines Aufwärmen sehr wichtig. Für das Herz-Kreislauf-System bedeutet eine allgemeine Aufwärmarbeit, dass durch die Blutumverteilung den Nervenrezeptoren der Befehl gegeben wird, sich zu weiten. Durch die Blutumverteilung kommt es in der Muskulatur peripher zur Mehrdurchblutung und Temperaturerhöhung, bei gleichzeitiger Temperaturminderung des Körperkerns - beispielsweise der Verdauungsorgane. Hier wird deutlich, warum vor dem Sport nichts gegessen werden sollte. Durch ein allgemeines Aufwärmen wird auch vermehrt Sauerstoff zugeführt. Was bedeutet, dass der Muskel das zunächst immer anfallende Laktat abbaut und im aeroben Stoffwechselbereich für einen Ausgleich sorgt.

Zusammengefasst kann man sagen, das allgemeines Aufwärmen folgendes bewirkt (vgl. Freiwald, 1991, S. 11):

- Verbesserung der allgemeinen organischen Leistungsbereitschaft.
- Erhöhung des Blutdrucks und der Pulsfrequenz.
- Erhöhung des Atemminutenvolumens.
- Erhöhung der Muskeldurchblutung.
- Verbesserung der koordinativen Leistungsbereitschaft.
- Verbesserung der psychischen Leistungsbereitschaft.
- Präventive Funktion der Verletzungsvorsorge.

Nach dem allgemeinen Aufwärmen erfolgt das spezielle Aufwärmen mit dem Ziel, Bewegungen feiner zu koordinieren. Beispielsweise beginnt ein 100-m-Läufer nach dem Einlaufen mit spezieller Laufkoordination und Steigerungsläufen um Wettkampfgeschwindigkeit zu erreichen. Der Kraftsportler macht hinführende, jedoch nicht ermüdende, steigernde Gewichtsserien um dann für den Maximalversuch bereit zu sein. Der Vorteil spezifischen Aufwärmens liegt in der schnelleren neuromuskulären Ansteuerung des Nerv-Muskelsystems. Leichte Lockerungs- und Dehnübungen ergänzen das spezielle Aufwärmen. Ausschließliches Dehnen hätte den Nachteil, dass Muskel-Sehnenreflexe nicht zum Tragen kommen.

Nach dem allgemeinen Aufwärmen kommt dem speziellen Aufwärmen folgende Wirkung zu;

- Erhöhung des Spannungszustandes in den Muskelgruppen.
- Erhöhung der Muskel- und Sehnenspindelaktivität.
- Höhere Rezeptorenempfindlichkeit.
- Verbesserte Koordination.
- Beschleunigung der Reizleitung und Sensomotorik.

Nach dem Training ist vor dem Training - ein Spruch einiger Trainer. Dieser sollte auch beherzigt werden, da dem Abwärmen eine gewisse Bedeutung zukommt und nicht vernachlässigt werden sollte. Dazu zählen aktive Maßnahmen, wie das Auslaufen und Nachlockern, aber auch Regenerationsmassagen oder Whirlpool. Wer beides macht, sollte mit der aktiven Maßnahme beginnen. Die Effekte des Abwärmens bestehen in der Beruhigung des Herz-Kreislauf-Systems und Senkung des Pulses. Muskulär soll eine Ausschwemmung der sauren Stoffwechselzwischenprodukte und Einleitung regenerativer Stoffwechselprozesse provoziert werden. Das Abwärmen geschieht in der Intensität immer geringer als das Aufwärmprogramm, kann aber durchaus nach einer Wettkampfbelastung genauso lange dauern.

16.2 Das Dehnen

Die Sportwissenschaft diskutiert die Praxis des Dehnens inzwischen heftig. In Kapitel 10.2 wurde auf den Zusammenhang der Funktion des Gelenkes bei der motorischen Grundeigenschaft der Beweglichkeit hingewiesen. Eine eingeschränkte Gelenkbeweglichkeit bei Arthrose „verkürzt" den Muskel bei gleichzeitiger Arthropie. Verbessert man die Gelenkbeweglichkeit ist dies ohne eine „Verlängerung" des bindegewebigen Muskels nicht möglich. In diesem Zusammenhang nimmt das Dehnen Einfluss zur Verbesserung von Haltungsdysbalancen in Verbindung mit einem Muskeltraining. Es stellt sich jedoch die Frage was eigentlich gedehnt wird?

Untersuchungen zeigen, dass es in erster Linie bindegewebige Muskelstrukturen sind. Bei regelmäßigem Dehnen passen sich die Bindegewebsfasern an; das heißt die Fasern werden gedehnt und damit in Relation etwas länger (vgl. Albrecht, Meyer & Zahner, 1997, S. 23). Im Zusammenhang mit der Beweglichkeit des Gelenkes und der gelenksumgebenden bindegewebigen Strukturen, wie Sehnen, Bändern, Gelenkkapsel und auf die Muskulatur, ergibt sich nach Albrecht et al. (1997, S. 15) ein neues Beweglichkeitsmodell:

BEWEGLICHKEIT
↙ ↘
GELENKIGKEIT DEHNFÄHIGKEIT

Von einem Dehnschmerz wird gesprochen, wenn es ab einem bestimmten Grad der Dehnung zu Schmerzen kommt. Auf Dauer nimmt die Toleranz gegenüber dem „Dehnschmerz" in submaximaler Dehnposition zu. Die physiologische Dehngrenze wird durch Schmerzrezeptoren (Mechanorezeptoren) in Sehnen und Muskeln über das Gehirn gemeldet und zeigt uns den momentanen Endgrad der Gelenkbewegung an. Durch regelmäßiges Dehnen steigt die subjektive Toleranz der Rezeptoren gegenüber den Dehnreizen und die physiologische Beweglichkeitsgrenze kann erweitert werden (vgl. Freiwald & Engelhard, 1993).

Durch aktuelle Untersuchungen, die überwiegend an Tieren vorgenommen wurden, ist festgestellt worden, von welcher bindegewebigen Muskelstruktur die Dehnspannung abhängt. Dies ist wichtig zu wissen, weil im Altersverlauf die Elastizität der bindegewebigen Muskelstrukturen abnimmt. Die Muskelstrukturen bestehen in erster Linie aus Proteinen (Eiweißen). Die Muskelfaser (mit Z-Scheibe und Myosinfilamenten) wird in erster Linie von dem Protein Titin zusammengehalten! Ein Riss an den Z-Scheiben bewirkt beispielsweise Mikroverletzungen durch Überlastung des Muskels und ruft damit Muskelkater hervor. Titin ist auch verantwortlich für die Ruhelänge eines Muskels, d. h. es sorgt dafür, dass der Muskel nach einer Dehnung wieder seine Ausgangslänge (Ruhelänge) einnimmt (vgl. Klee, 2003, S. 296). Gesund für die Muskulatur ist, wenn beim Dehnen ein gewisser Dehnspannungsgrad erreicht wird, das Titin also bis zu seiner Grenze gedehnt wird. Das Überschreiten der Dehngrenze sollte vermieden werden, denn sonst steigt sogar die Spannung im Muskel wieder an. Die dadurch entstehende Gefahr von Verletzungen wie Faserrissen steigt. Dehnen, Muskeltraining und Ernährung ist jedoch besonders für die Muskelqualität, beispielsweise im Altersverlauf wegen Minderung der Proteinsynthese, sehr wichtig.

Wie viel Dehnung ist nötig um die Dehnungsspannung zu reduzieren? Laut Klee (2003)

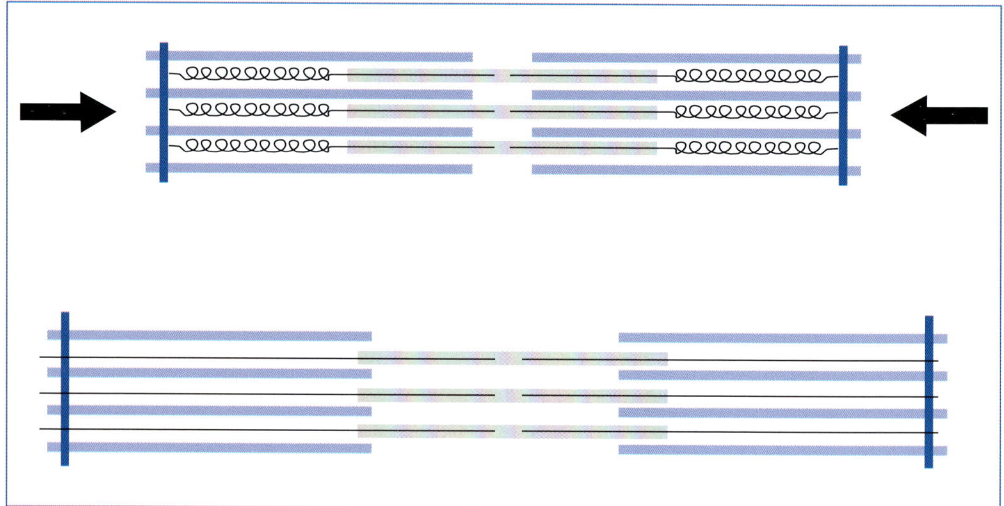

Abb. 55: Vereinfachte Darstellung des Titins als Spannungsregulator in der Muskelfaser mit den Aktin- und Myosinfilamenten! Anm: Das I-Band, M-Band u .a. wurde zur Vereinfachung und dem Verständnis weggelassen (aus: Buchbauer & Kling, 2007 S. 62).

sind nur vier Dehnwiederholungen nötig, um eine Abnahme der submaximalen Dehnspannung von 22,2% zu erreichen. Nach einer einstündigen Pause erreicht der Muskel bereits wieder seine Ausgangslänge (Magnusson et al., 1996). Für die Praxis bedeutet dies, dass einem Training nach dem Aufwärmen keine großen Dehnübungen folgen sollten, sondern nur Lockerungsübungen. Für ein Kraft-, Lauf- oder Spieltraining ist volle Muskelaktivität notwendig. Nach einem Training kann die Dehnspannung auf Grund vorausgegangener Belastung durchaus reduziert werden um die Erholungsphase zu unterstützen.

17 PRAXISTEIL A Grundübungen

Muskelaufbautraining wurde für alle angrenzenden Muskelgruppen des Bewegungsapparates für sinnvoll erachtet. Nicht nur zur Unterstützung nach einer Verletzungsphase ist Kraftaufbautraining wichtig, sondern um auch gegen die im Alter abbauenden Proteinsyntheseprozesse, den so genannten Muskelatrophien entgegenzuwirken. Es sollte so früh wie möglich mit dem Krafttraining begonnen werden und dies ein Leben lang fortgeführt werden. Trotz des regelmäßigen Trainings ist es im Alter nicht möglich die gleiche Muskelmasse wie ein 20-Jähriger zu erreichen (Buckwalter, et al., 1992). Ein weiterer Vorteil ist, dass ein Training aus Kraft-, Ausdauer- und Beweglichkeitselementen unspezifische und spezifische Rückenbeschwerden lindert.

Der einleitende praktische A-Teil zeigt Grundübungen für die Wirbelsäule, Hüfte und angrenzenden Gelenke. Der B-Teil zeigt Übungen bei Beschwerden und welche Übungen dabei als sinnvoll erachtet werden.
Zu jeder Hauptmuskelgruppe wird anschließend ein Dehnvorschlag gezeigt.
Die Dehnungen erfolgen am Ende der Seilzugübungen, nach Beendigung des Trainingsprogramms. Die Dehnendstellung soll ungefähr zehn Sekunden gehalten werden; bei zwei bis drei Dehnserien. Welche Muskelgruppe bei den Übungen und gezeigten Muskelgruppen primär beansprucht wird, verdeutlicht die Zeichnung.

Legende der Abkürzungen

AS = Ausgangsstellung der Übung.
ES = Endstellung der Übung.

Neutralnullstellung: Beispiel Schultergelenk → zwischen Anteversion (Arm gestreckt leicht vor dem Körper) und Retroversion (Arm gestreckt leicht hinterm Körper) bedeutet dann, der Arm hängt seitlich herunter neben dem Hüftgelenk. Im Sinne des Gelenkes heißt dies, dass das Gelenk sich in keine Richtung vermehrt annähert. Beispiel Hüftgelenk → das Bein ist gestreckt; weder in Außen- noch in Innenrotation gedreht. Die Beine stehen somit parallel zueinander. In der Neutralnullstellung kann der Gelenkdruck bei Belastung vermindert werden. Beispielsweise bei Arthrose. Jedes Gelenk hat allerdings spezifische Winkel für diese Stellung. Die NO ist bedeutend in der Manualtherapie und der medizinischen Trainingstherapie.

Weitere Abkürzungen und Erklärungen zur Bewegungsrichtung

AR = Außenrotation

IR = Innenrotation der Arme oder Beine

Rotation (Rot)

Extension: Strecken oder Aufrichten.

Flexion: Beugen oder Anziehen

Abduktion: Abspreizen

Adduktion: Heranziehen (der Extremität)

Ventral: Vorne am Körper

Dorsal: Hinten am Körper

BL = Bauchlage

SL = Seitlage

RL = Rückenlage

Lateralflexion: Seitneigung Wirbelsäule (WS) aus Lendenwirbelsäule (LWS)

Pronation: Handrücken zeigt nach oben

Supination: Handfläche zeigt nach oben

Agonist: Hauptmuskel

Antagonist: Gegenspielermuskel

Synergist: unterstützender Muskel

OSG = oberes Sprunggelenk

USG = unteres Sprunggelenk

17.1 Die Wirbelsäule mit Brustwirbelsäule, Lendenwirbelsäule und dem M. Latissimus (breiter Rückenmuskel)

a) Übungen für die Brustwirbelsäule / M. iliocostalis lumborum – u. a.

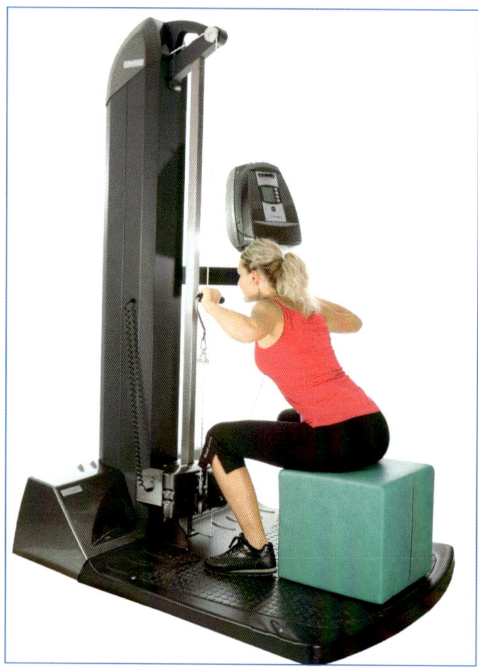

Übung 1:
Butterfly – reverse mit Extension

- AS: Flexion BWS und Arme in Abduktion und Außenrotation.
- Kniegelenke höher als Hüftgelenke = LWS verriegelt.

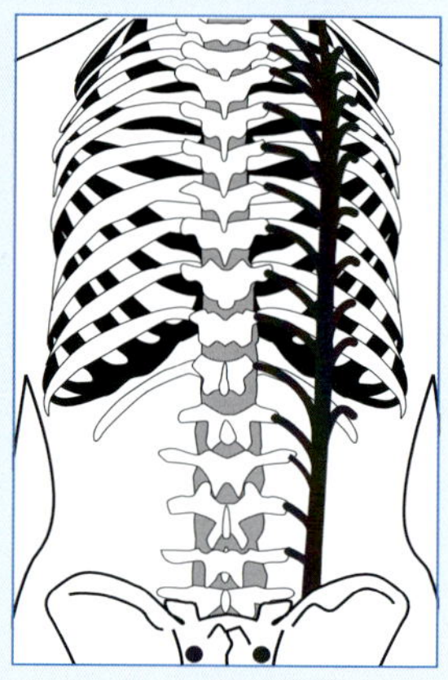

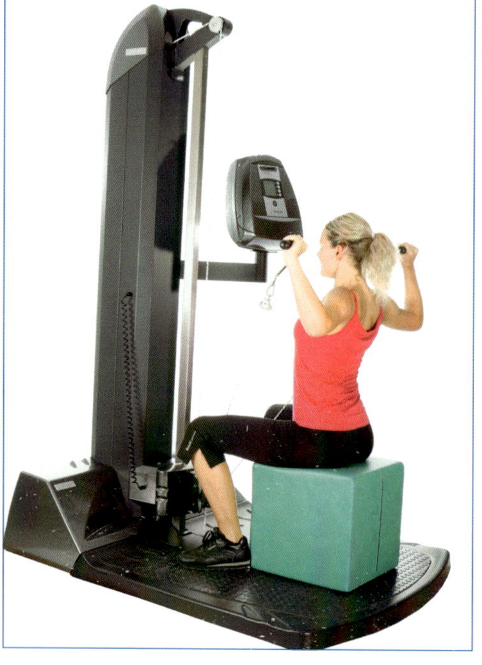

- ES: Aufrichten in Extension der BWS und Schultergelenke (Schulterblätter bewegen zur BWS).
- **Anmerkung:** Seil kommt von unten.

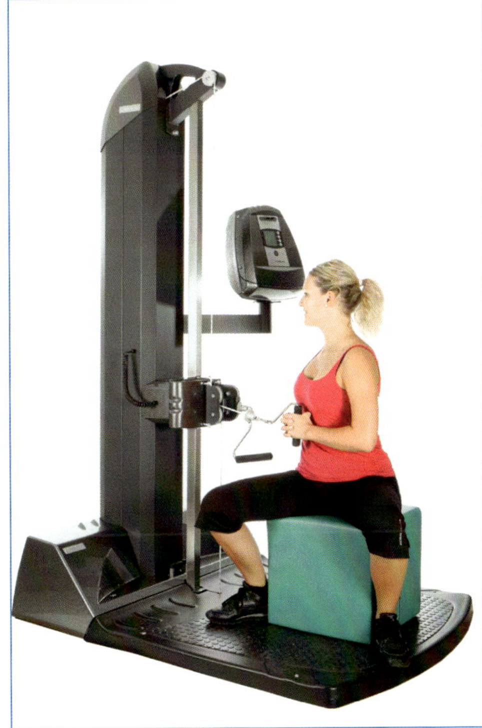

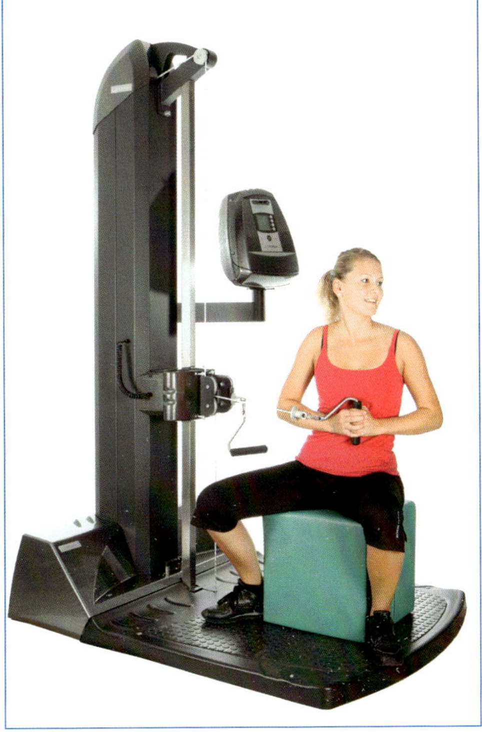

Übung 2
BWS: Rotation sitzend – Bsp. rechts.
M. rotatores thoracis brevis und longi – u. a.

- AS: Aufrechter Sitz + Rotation zur gleichen Seite (rechts).

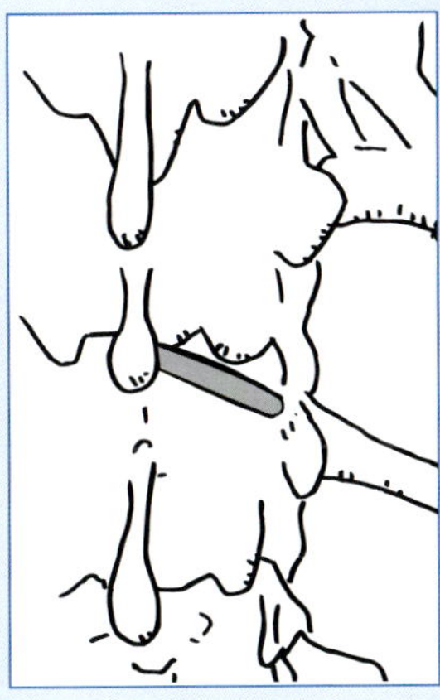

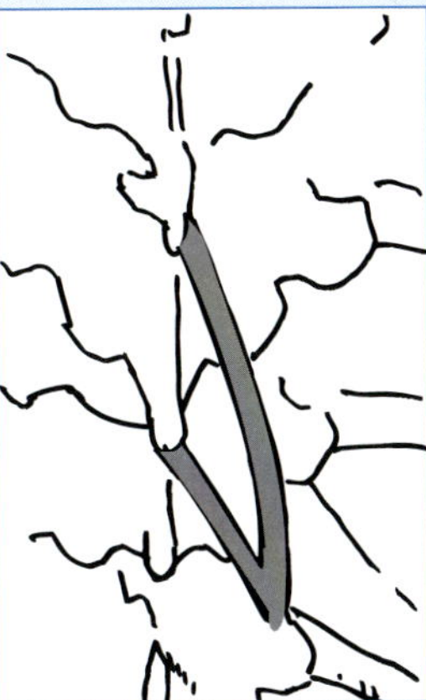

- ES: Aus Rotation rechts in Rotation links bis zur Körpermittelachse.

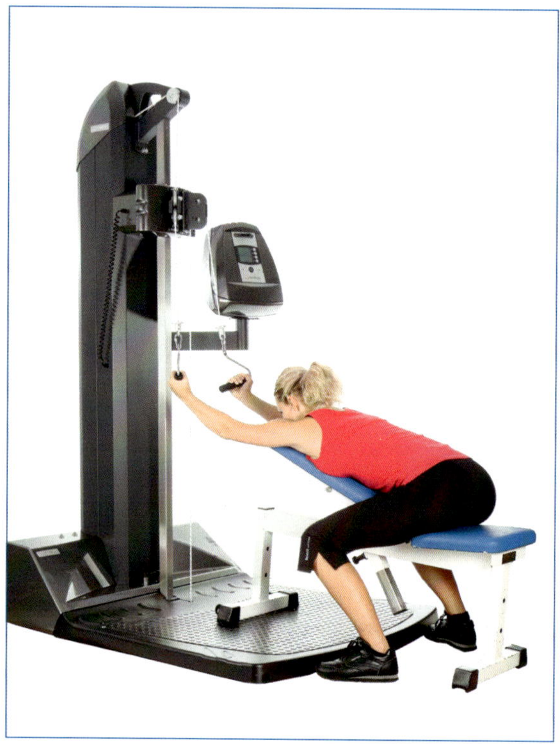

Übung 3
BWS: Extension BWS mit Armeinsatz/M. spinalis thoracis – u. a.

- AS: Arme aus Elevation und AR/ Lehne ca. 45 Grad hochgestellt.

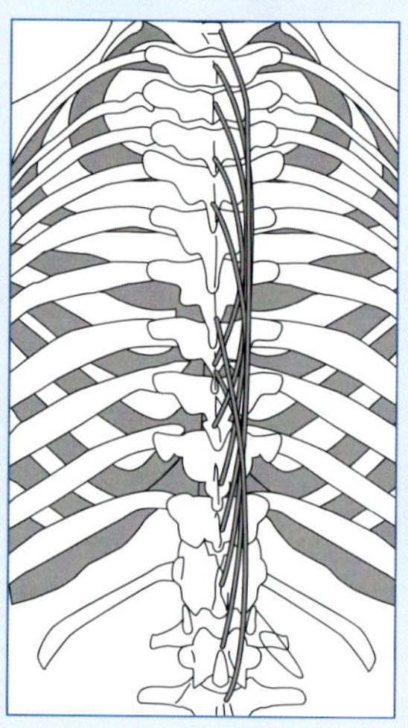

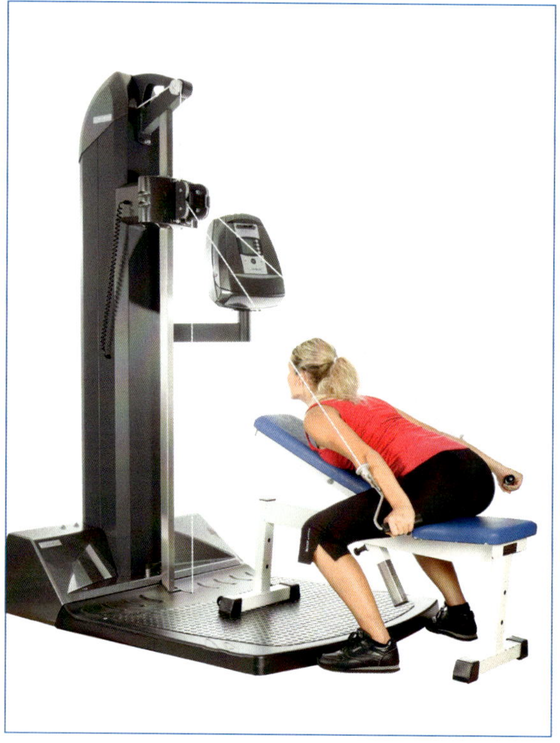

- ES: Nach unten hinten oben führen und BWS in Extension.

- **Anmerkung:** Seil kommt von oben.

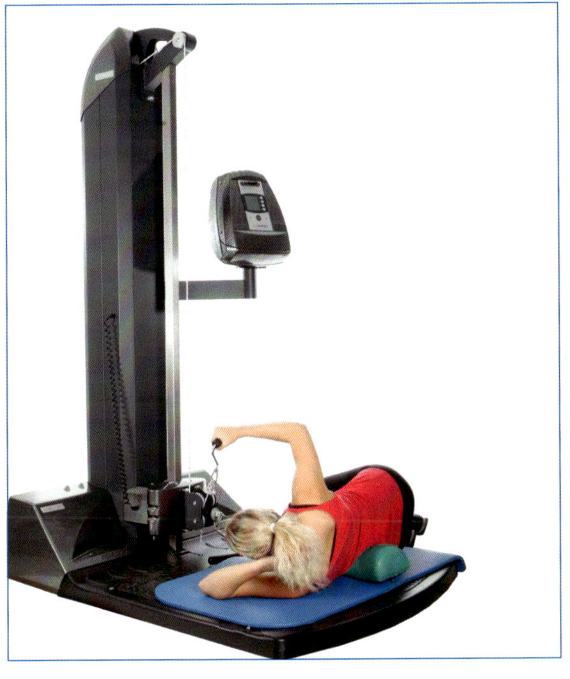

Übung 4
BWS: Rotation der gesamten BWS in Seitlage/Bsp. Rot-re, SL-li.

- AS: Extension und Lateralflexion links. Rotation rechts gesamte BWS.

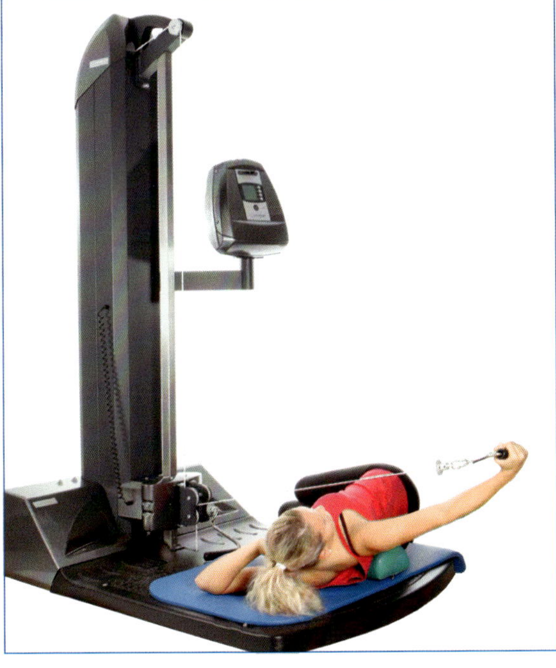

- ES: Extension und Lateralflexion links. Rotation rechts gesamte BWS eingeleitet durch rechten Arm in AR weiterlaufende Bewegung BWS.

Eine spezielle Dehnung für die BWS wird nicht gezeigt. Entscheidend ist die BWS, die durch Übung vier in Rotation gebracht und damit mobilisiert wird. Natürlich sollen beide Seiten trainiert werden. Zusätzliche Dehnübungen für die Wirbelsäulenmuskulatur finden sich im nachfolgenden Kapitel.

b) LWS - Übungen

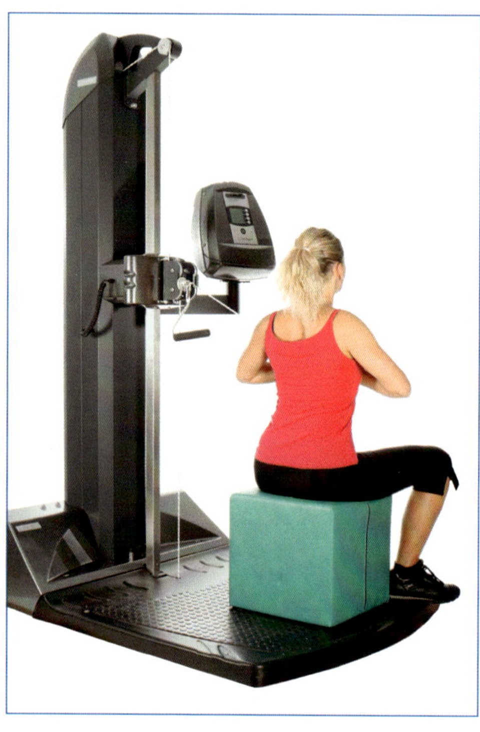

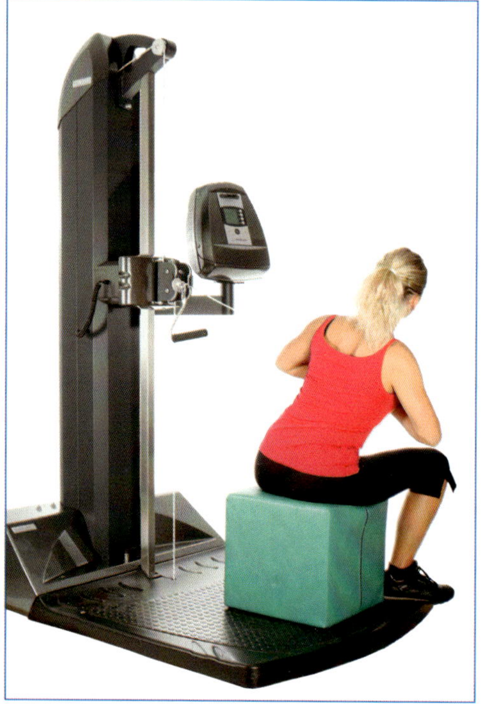

Übung 1
LWS: Seitneigung im Sitzen Beispiel rechts/M. quadratus lumborum

- AS: Hüfte und Kniegelenke ca. 90 Grad gebeugt. Gerade und aufrechte Haltung.

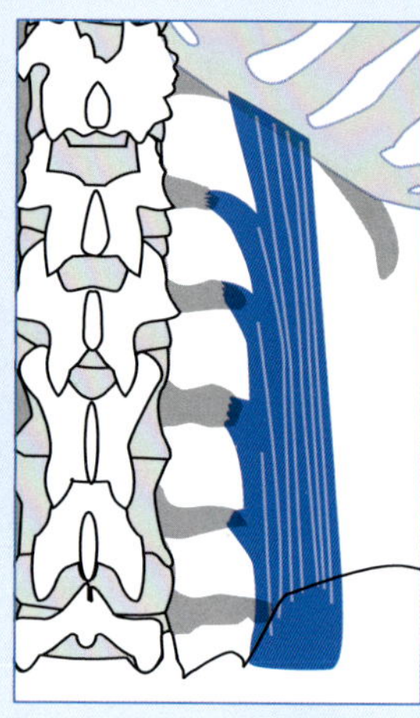

- ES: WS nach rechts neigen und wieder zur Mitte aufrichten.

- **Anmerkung:** Seil kommt von der Mitte.

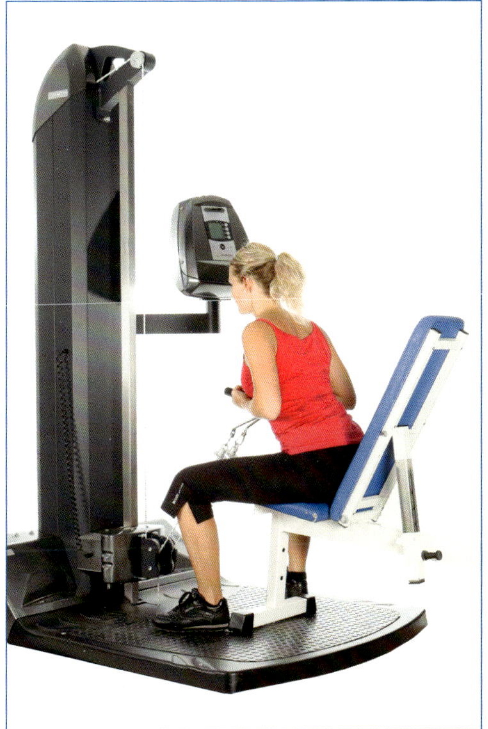

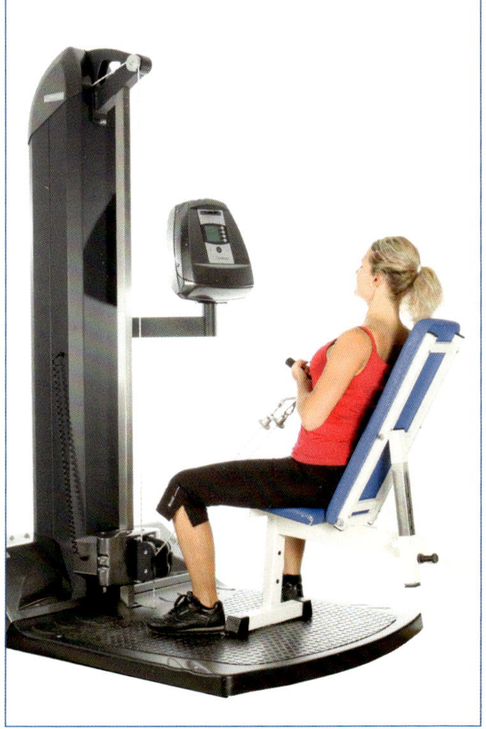

Übung 2
LWS: Extension im Sitzen/
M. multifidus lumborum - u. a.

- AS: Gerade WS. Hüftgelenke abduziert und 90 Grad flektiert in Hüft- und Kniegelenke. WS nach ventral flektiert, so dass LWS-Lordose gerade noch gehalten werden kann.

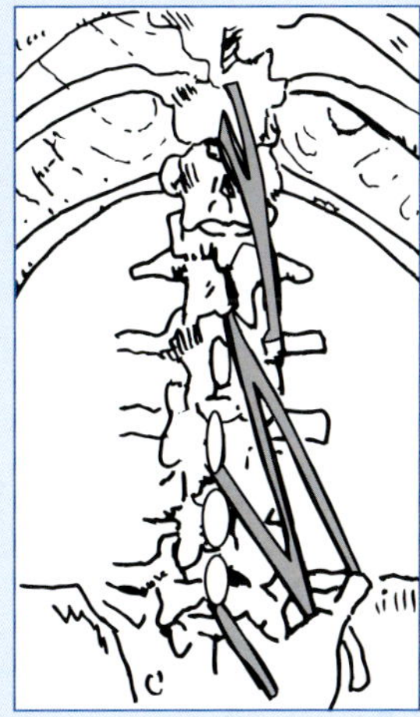

- ES: WS bis zur eingestellten Rückenlehne in Extension bewegen.

- **Anmerkung:** die gesamte Bewegung der LWS aus Flexion zur Extension sollte ca. 70 Grad sein. Rückenlehne gilt als Begrenzung. Seil kommt von unten!!

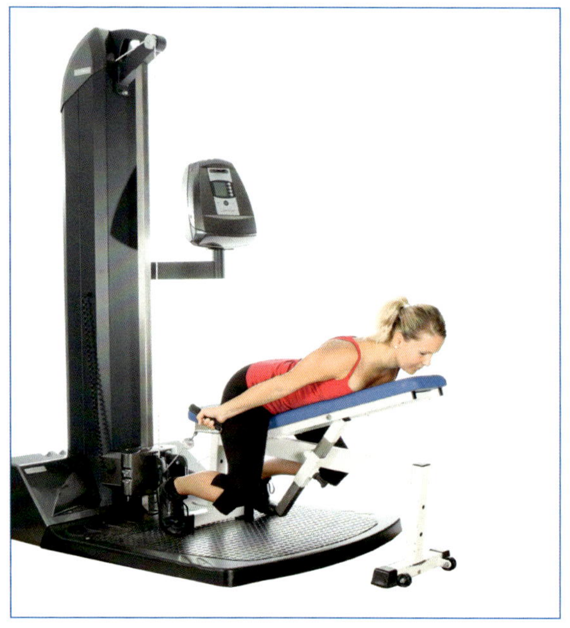

Übung 3
LWS: Extension mit Armeinsatz

- Lehne ca. 45 Grad hochgestellt.
- AS: In BL Hüft- und Kniegelenk ca. 90 Grad gebeugt. Arme seitlich neben dem Körper in AR und Adduktion fixiert.

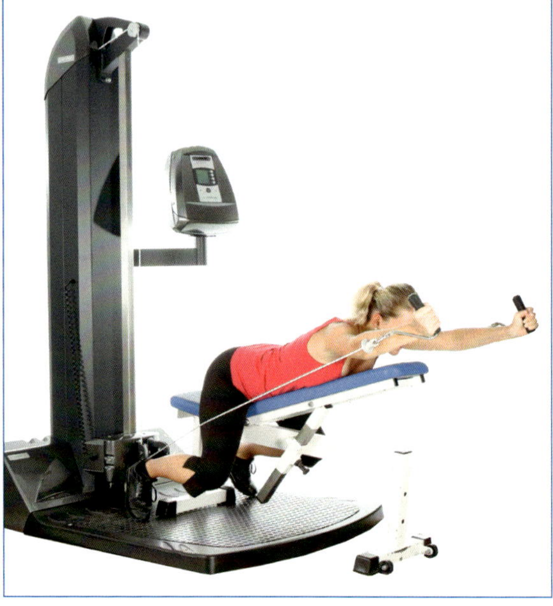

- ES: Arme in Elevation und AR bewegen.

Übung 4
LWS - Dehnung

In Rückenlage beide Beine anziehen und dann mit den Händen die Kniegelenke umgreifen. Knie zum Körper ziehen und Dehnung einleiten.

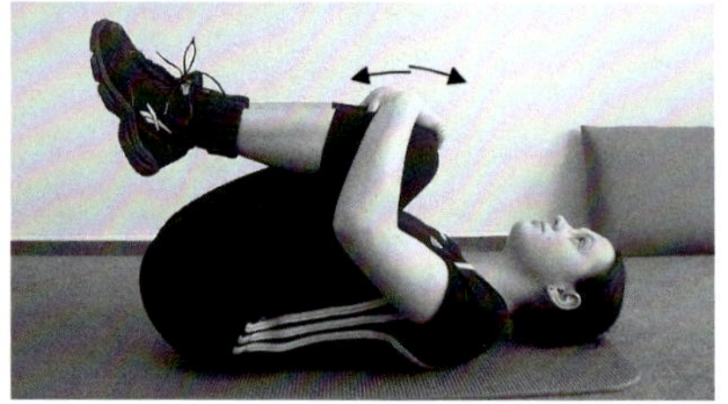

c) Übungen für den M. latissimus dorsi

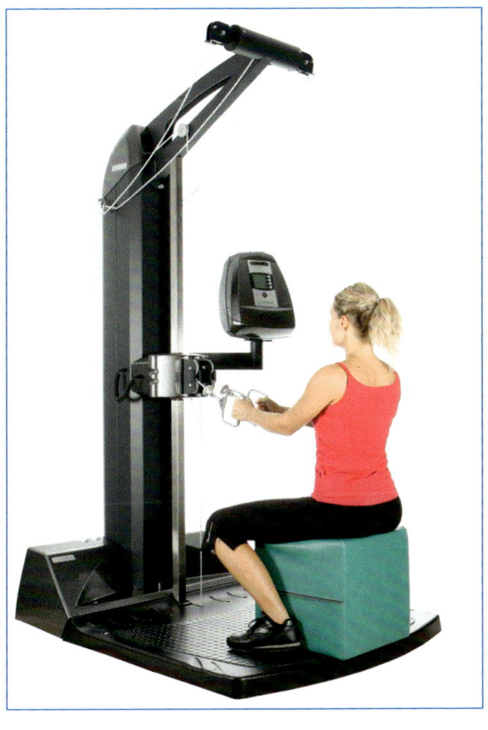

Übung 1
M. lat: Rudern frontal sitzend

- AS: Aufrechte Haltung.
  Arme gestreckt und Schultern fixiert.

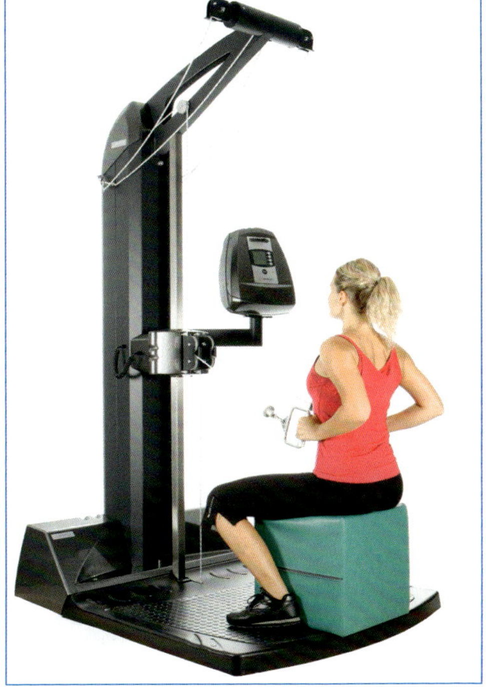

- ES: Arme mit Daumen nach oben zeigend heranziehen.

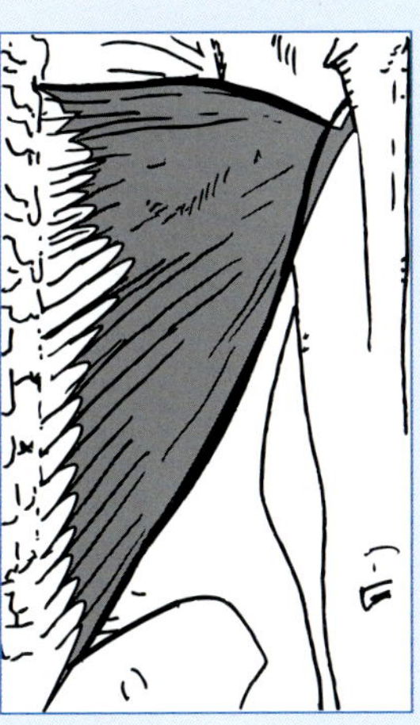

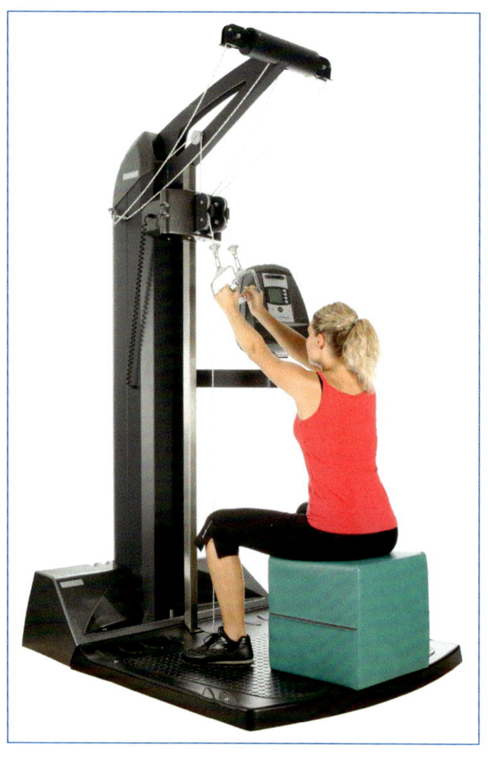

Übung 2
M. lat: Latzug von oben

- AS: Aufrechter Sitz und Arme in AR und Elevation.

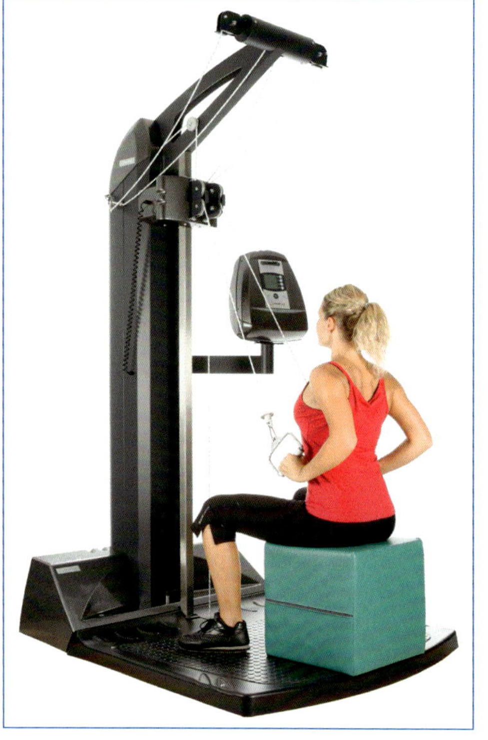

- ES: Arme bei AR nach unten bewegen und Schulterblätter zur WS.

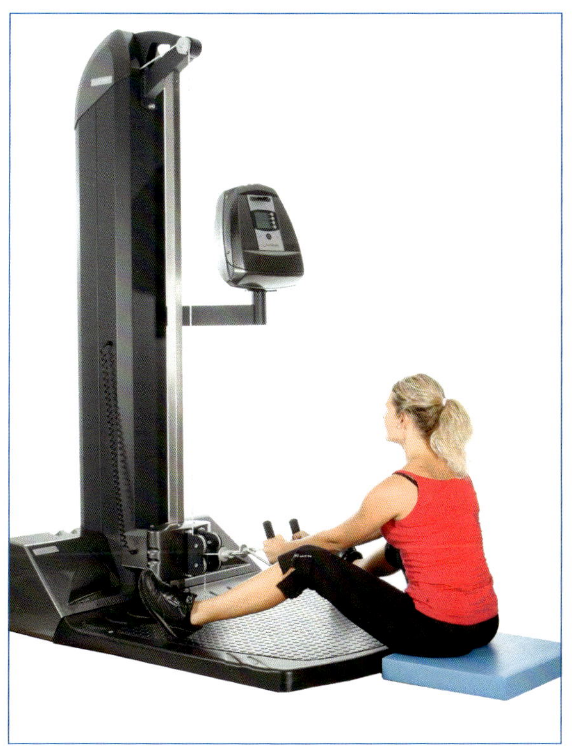

Übung 3
M. lat: Rudern mit aufrechter Körperhaltung

- AS: Beine ca. 30 Grad im Kniegelenk gebeugt und aufrechte Haltung, Arme gestreckt. Handgelenk parallel.

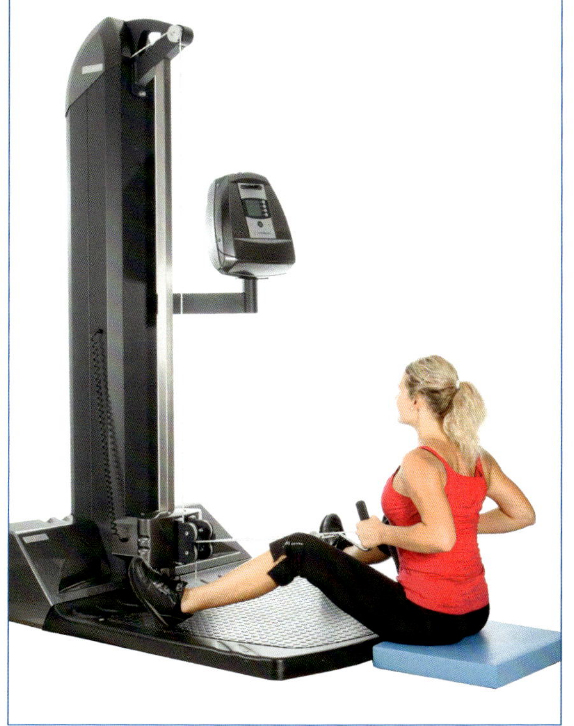

- ES: Arme zum Körper heranziehen und WS in Extension bringen.

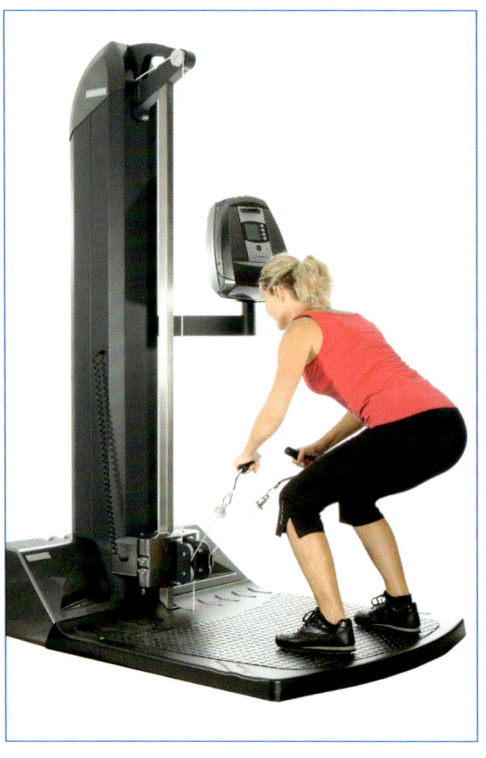

Übung 4
M. lat: Rudern vorgebeugt

- AS: Hüft- und Kniegelenk leicht gebeugt. WS gerade halten. Arme parallel gestreckt in IR.

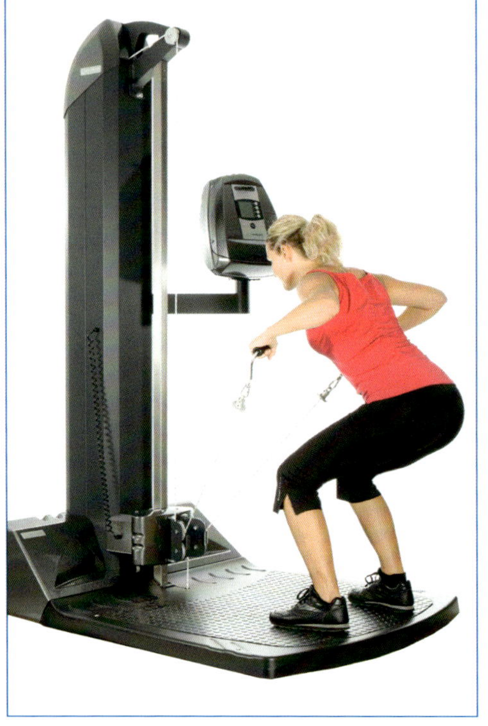

- ES: Arme gleichzeitig heranziehen und Schulterblätter zur WS bewegen.

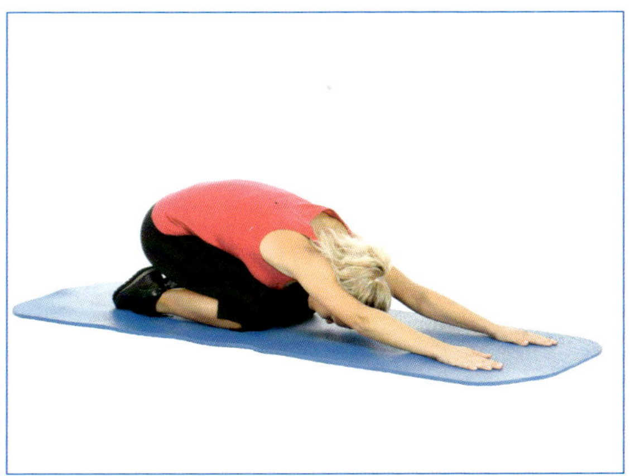

Übung 5
M. lat. - Dehnung:

Arme in Verlängerung der WS strecken und Gesäß zu den Fersen bewegen.

17.2 Schultergelenke und Schultergürtel

a) Schultergelenke

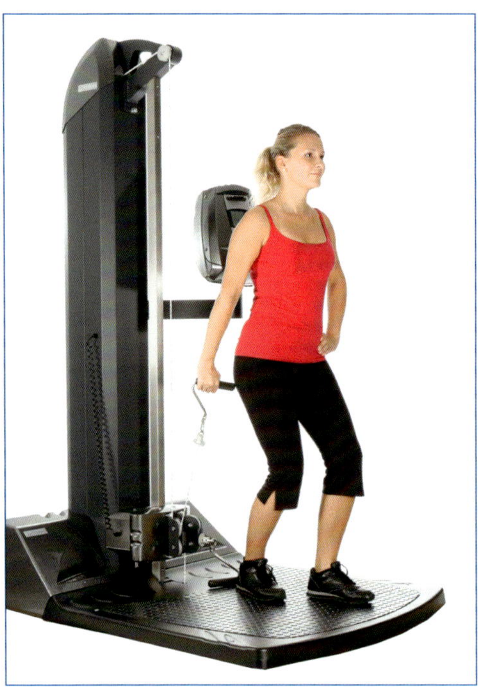

Übung 1
M. Deltoideus Pars clavicularis: Frontheben (= Anteversion)

- AS: Gerader Stand mit stabiler WS, Arme in IR neben Hüftgelenk.

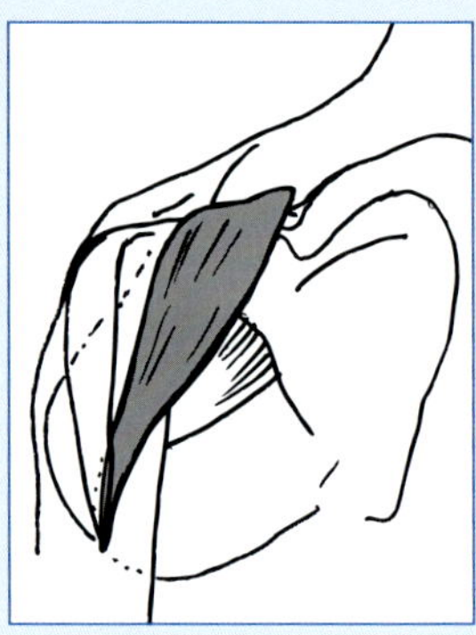

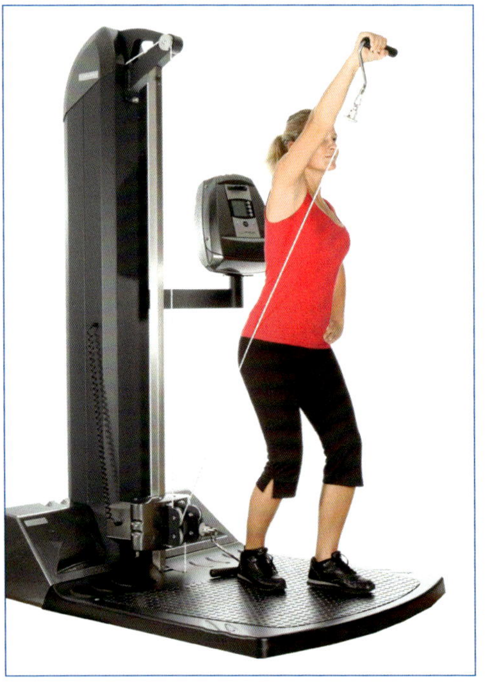

- ES: Arme vor dem Körper über 90 Grad bewegen.

- Einzeln oder beidarmig bei leicht gebeugten Ellbogengelenk.

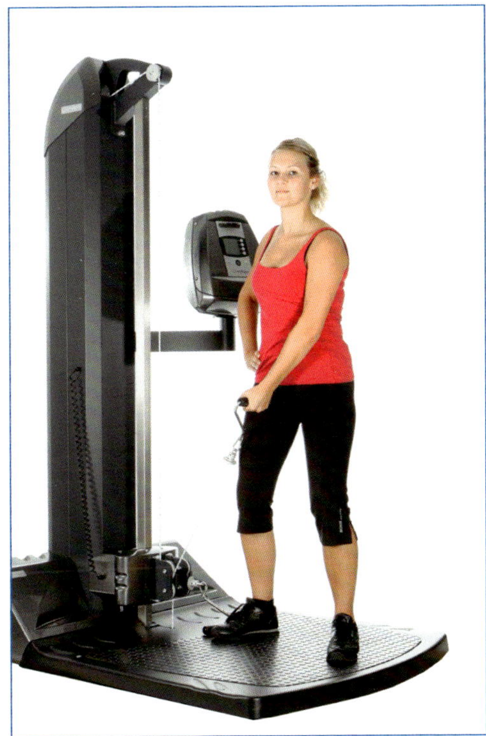

Übung 2
M. Deltoideus Pars acromialis: Seitheben (= Abduktion)

- AS: Gerader Stand mit stabiler WS, Arme in Neutralnullstellung neben Hüftgelenk.

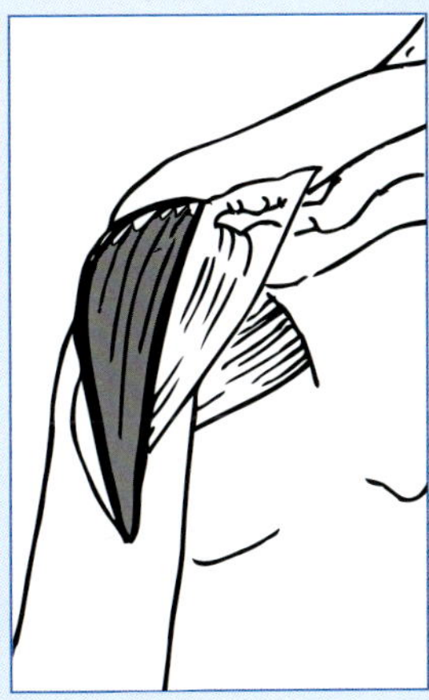

- ES: Arme seitlich in Abduktion mehr als 90 Grad bewegen.

- Einzeln oder beidarmig bei leicht gebeugten Ellbogengelenk.

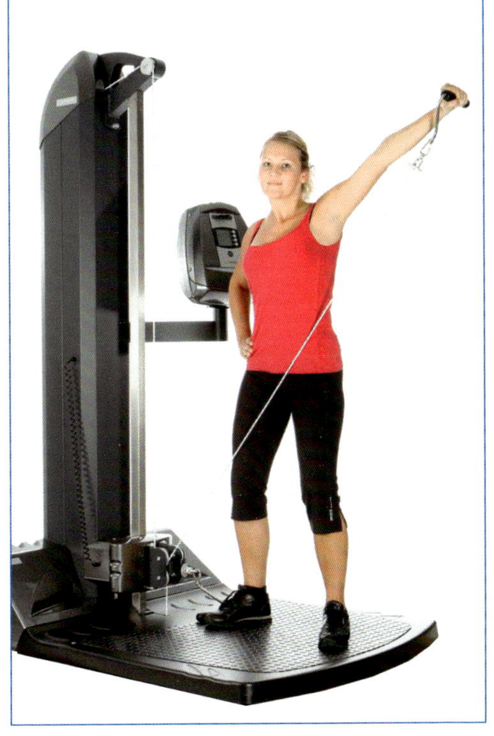

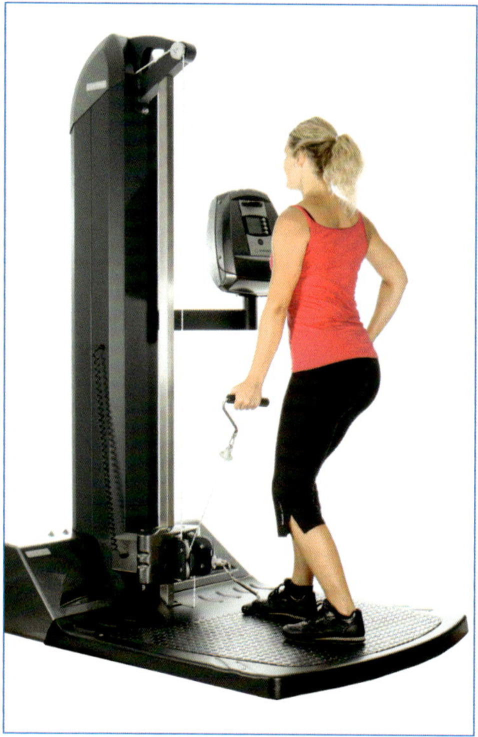

Übung 3
M. Deltoideus Pars spinalis: Retroversion (= von Innen- zur Außenrotation)

- AS: Gerade leicht vorgebeugte stabile Haltung mit leichter IR der Arme.

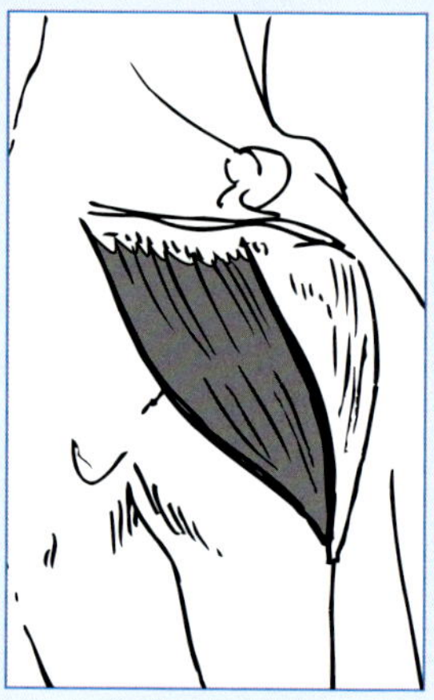

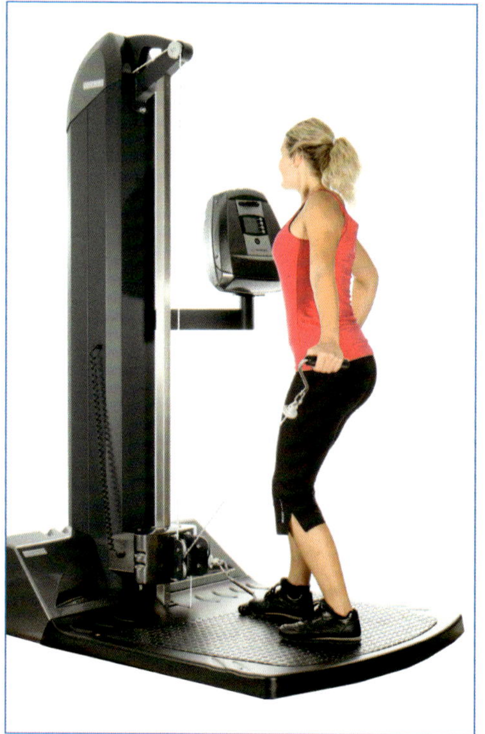

- ES: Arme in AR und maximale Retroversion bewegen.

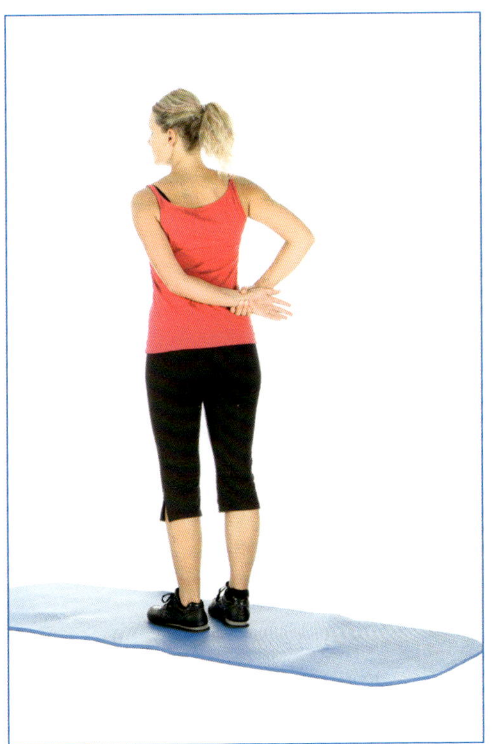

Übung 4 – M. Delta – Dehnung:

Ein Arm umgreift auf der Rückenseite des Körpers das Handgelenk des Gegenarmes, und bewegt diesen zur Seite.

b) Schultergürtel

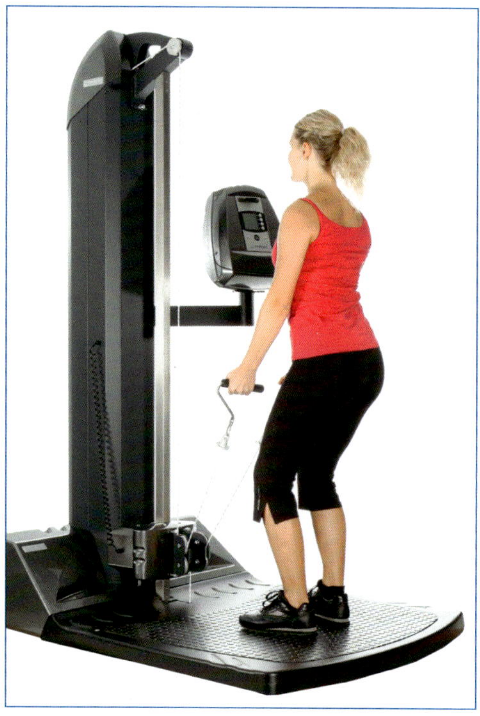

Übung 1
M. trapezius Pars descendens und M. levator: Schulterheben

- AS: Gerader stabiler Stand, Arme seitlich am Körper.

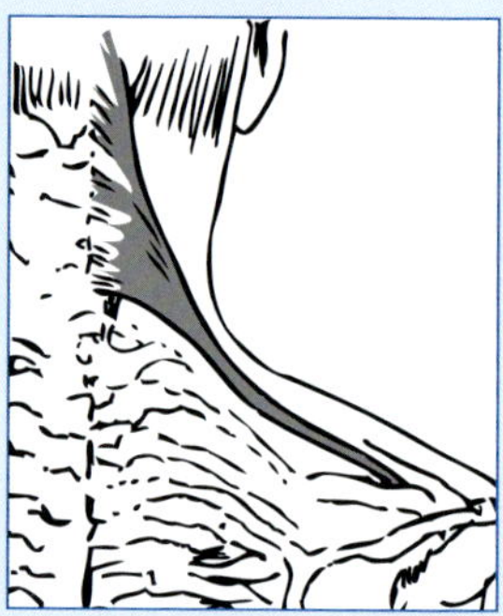

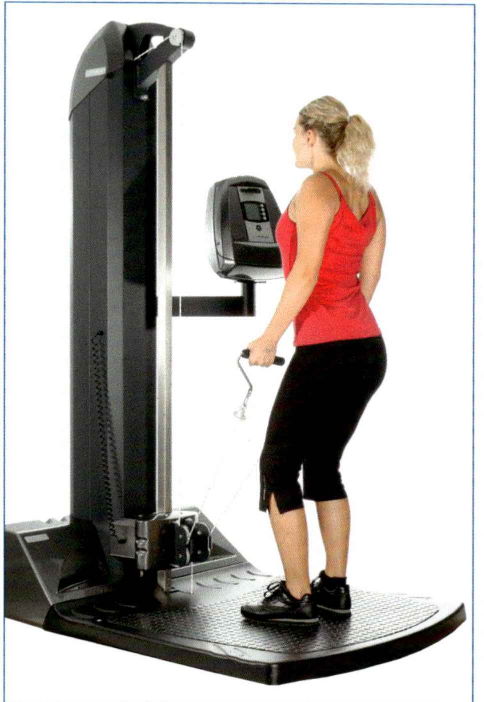

- ES: Arme in AR und Schulter nach hinten oben bewegen.

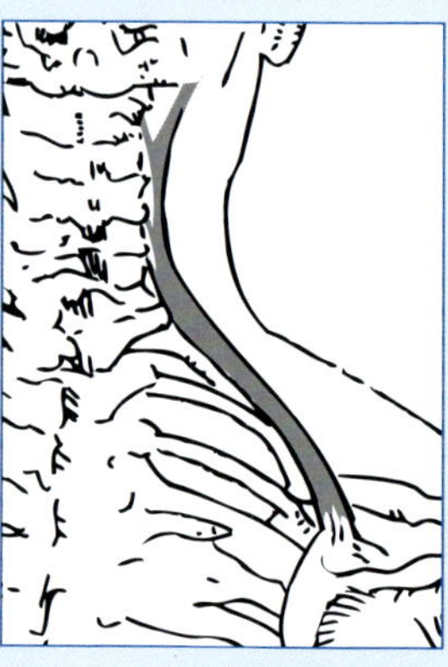

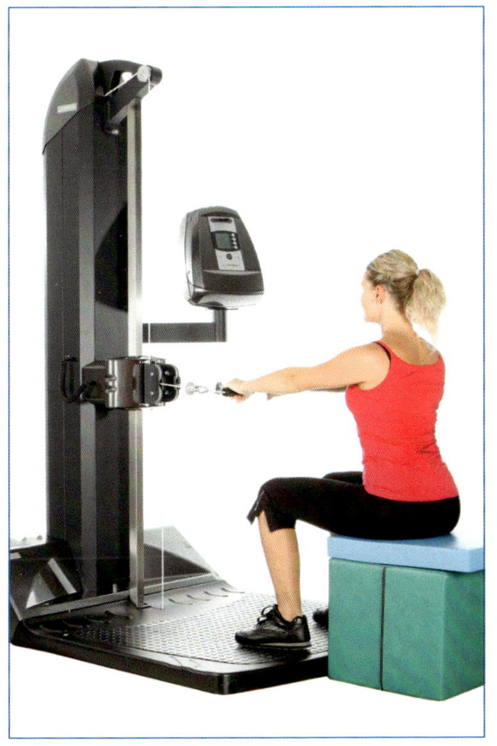

Übung 2
M. trapezius Pars transversa und M. romboiden major und minor: Schulterblattrudern

- AS: Gerader Sitz, Arme gestreckt in 90 Grad vor dem Körper.

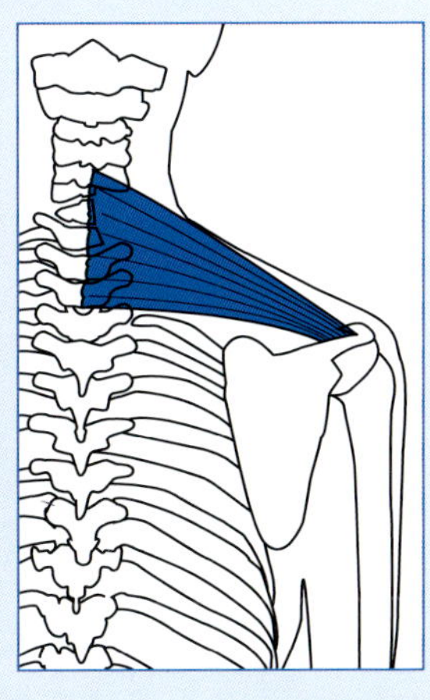

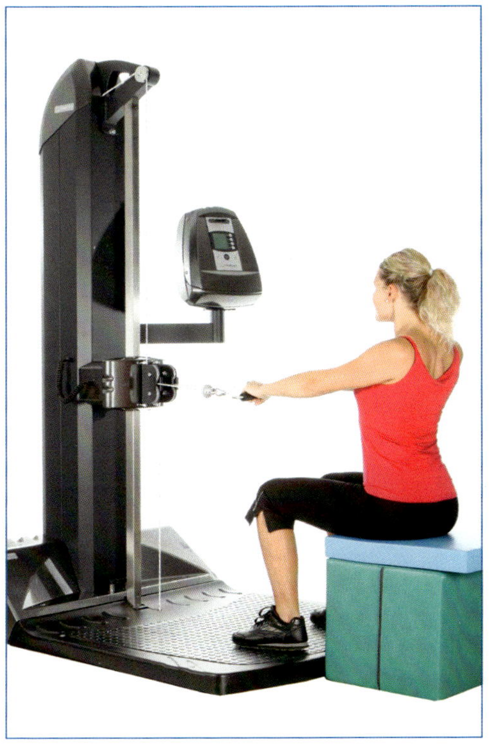

- ES: Aus Vordehnung der Schultergelenke Schulterblätter mit gestreckten Armen zur Wirbelsäule bewegen.

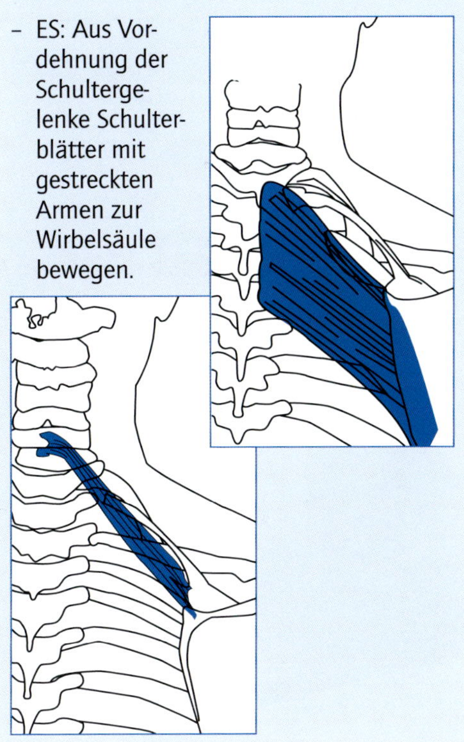

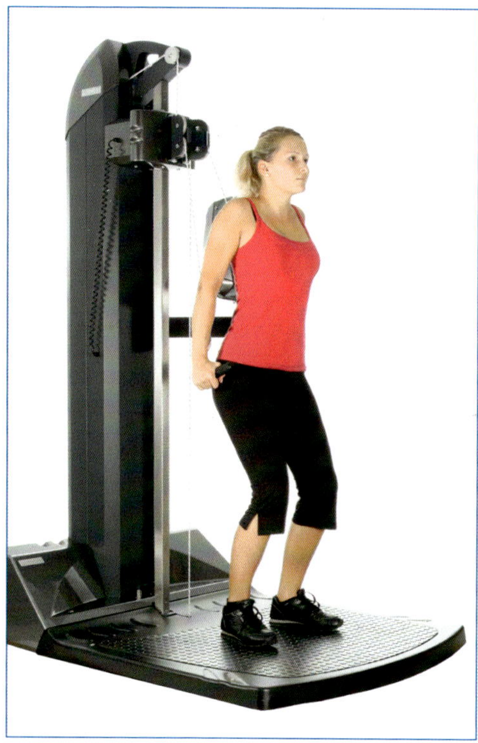

Übung 3
M. trapezius Pars ascendens und pectoralis minor: Schultergürteldepression

- AS: Angehobener Schultergürtel und gestreckte Arme in Neutralnullstellung.

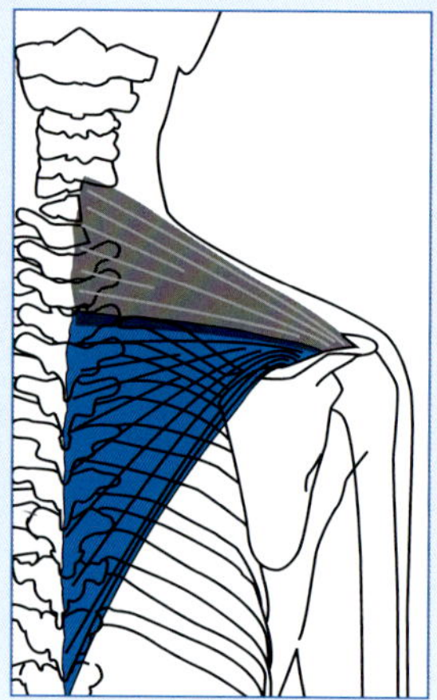

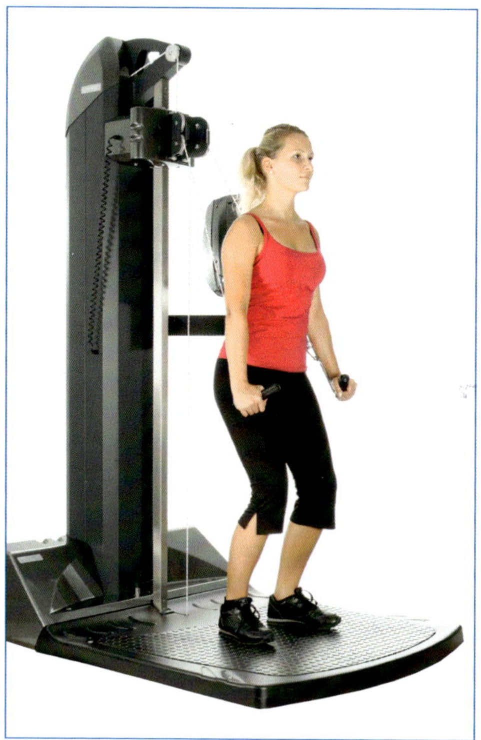

- ES: Schultergürtel mit gestreckten Armen nach unten bewegen.

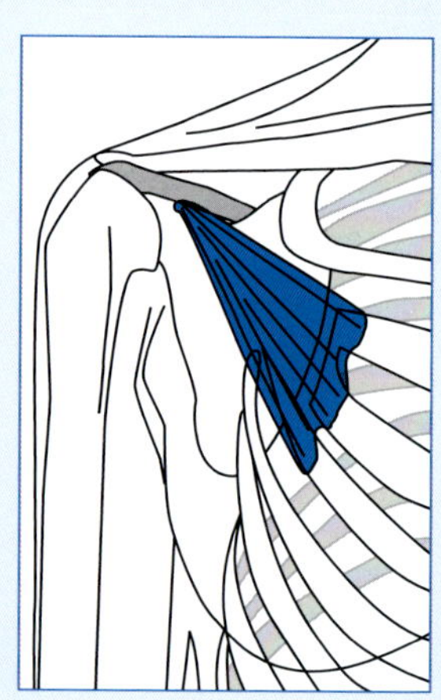

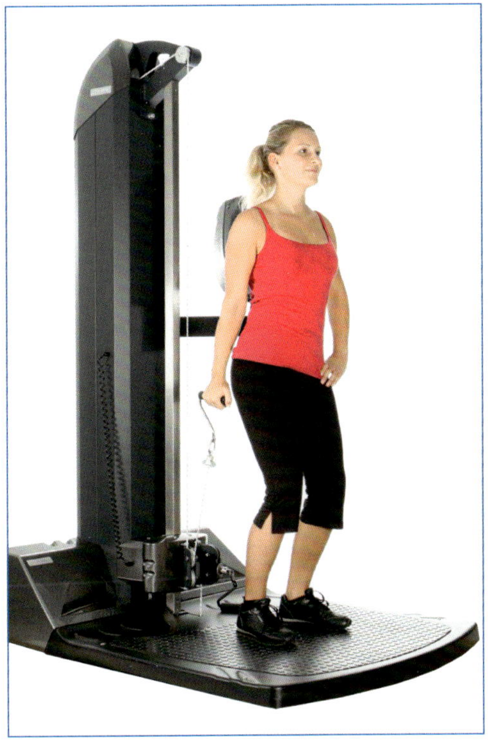

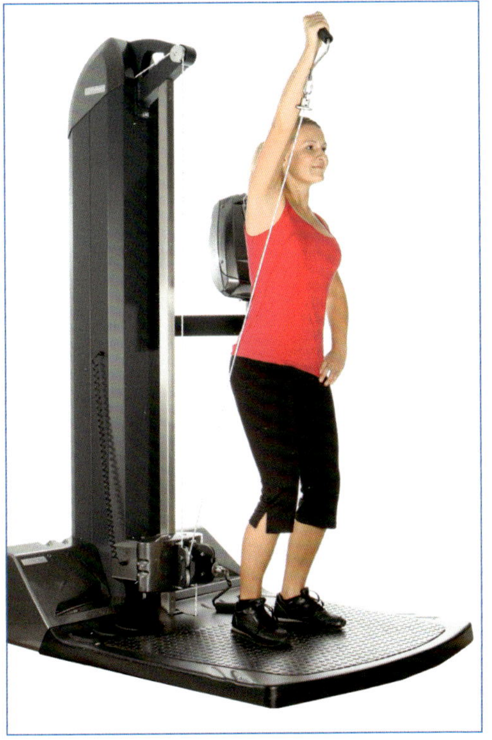

Übung 4
M. Serratus anterior:
Elevation und Anteversion

- **Anmerkung:** Als Gegenspieler der M. romboiden zieht der Muskel das Schulterblatt nach vorne, eine Voraussetzung für die Anteversion des Armes.
- AS: Gerader stabiler Stand, Arme in Neutralnullstellung leicht hinter dem Körper (Retroversion).

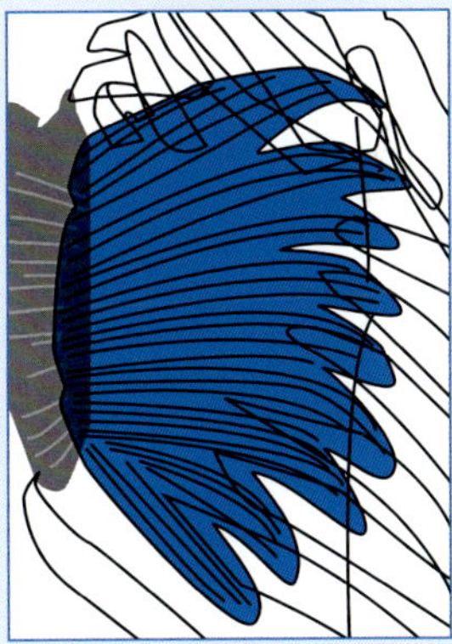

- ES: Arme gestreckt in Neutralnullstellung vor dem Körper maximal nach oben bewegen (Anteversion/Elevation).

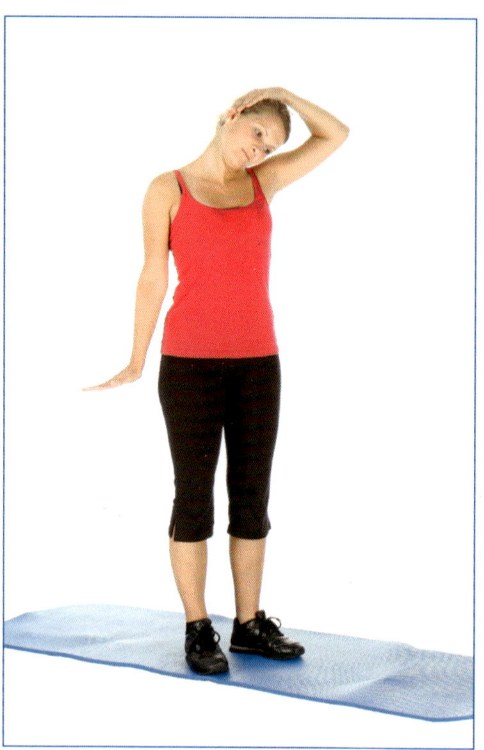

Übung 5
M. Trapez (Anteile) und
M. levator scapulea – Dehnung:

Bsp. rechte Seite; aufrechter Stand, Kopf blickt zur linken Achsel. Linker Arm fixiert Kopf in Dehnstellung bei gleichzeitigem Nach-unten-drücken des Schultergelenks.

17.3 Brustmuskulatur

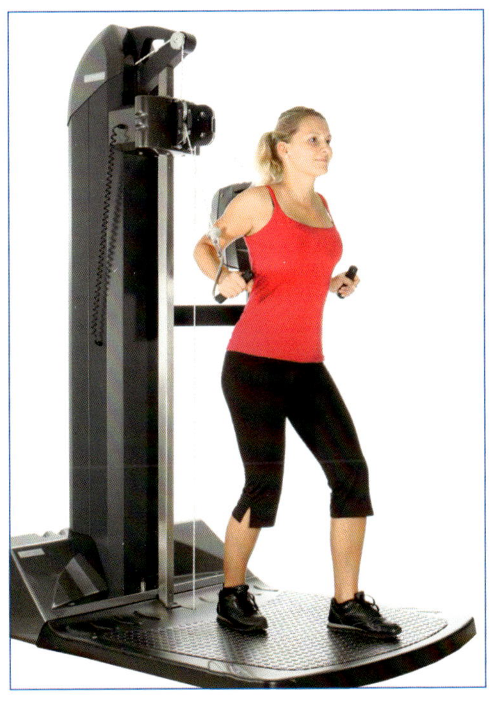

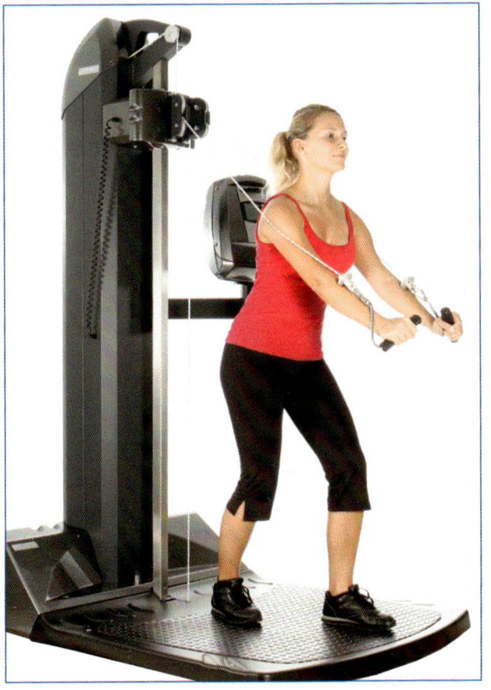

Übung 1
M. pectoralis major: Drücken frontal

- AS: Schrittstellung und leicht vorgebeugter stabiler Oberkörper. Arme flektiert und maximales annähern der Schulterblätter an die WS. Handgelenke in Pronation.

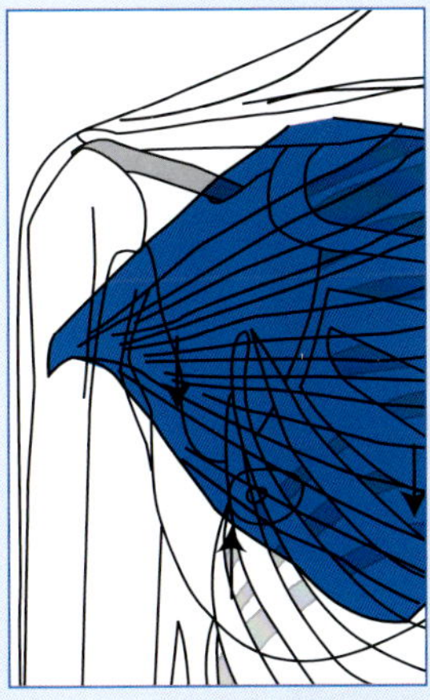

- ES: Arme gleichzeitig vor dem Körper in die Streckung führen.

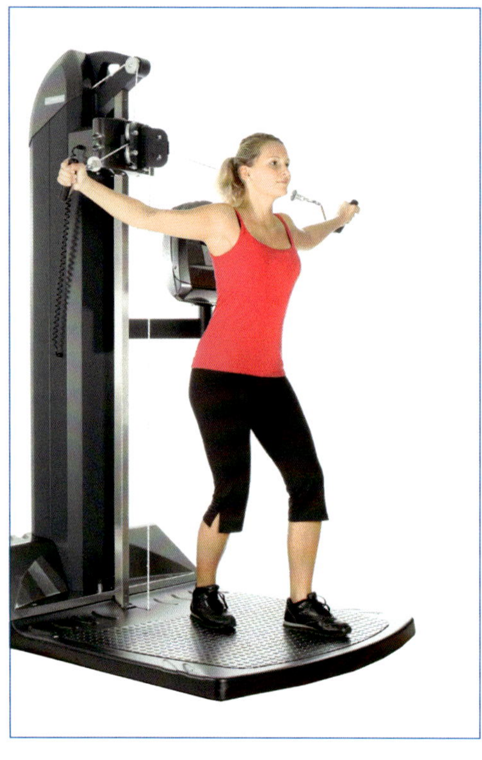

Übung 2 M. pectoralis major: „Fliegende" Bewegung

- AS: Schrittstellung bei leicht vorgebeugtem Oberkörper. Arme in AR leicht im Ellbogengelenk gebeugt bei ca. 80 Grad Abduktion.

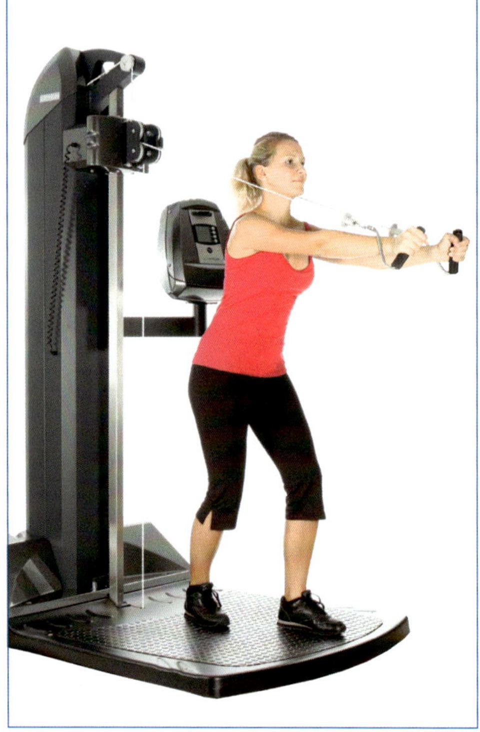

- ES: Arme vor dem Körper zusammenführen.

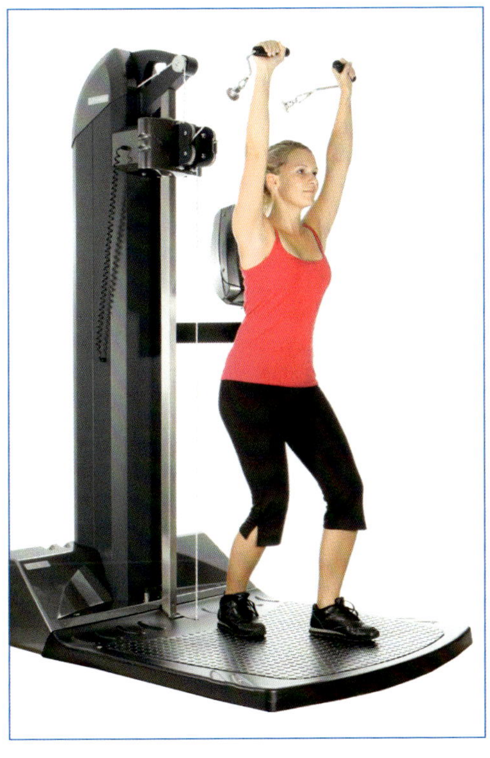

Übung 3 M. pectoralis major: Flexion/Adduktion frontal

- AS: Schrittstellung und gerade WS. Arme gestreckt bei ca. 170 Grad Anteversion in AR fixieren.

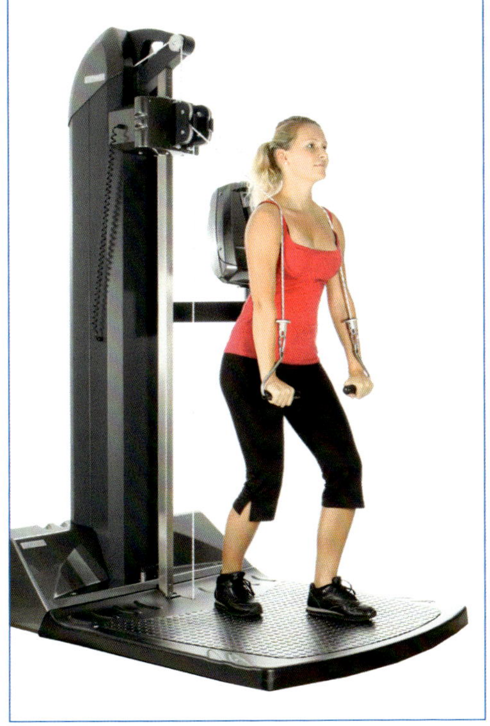

- ES: Arme in AR nach vorne unten bei Flexion der Schultergelenke bewegen. Keine Retroversion erwünscht. Bewegung bis Hüftgelenke.

- **Anmerkung:** Bei dieser Einstellung werden auch Anteile des M. Latissimus beansprucht.

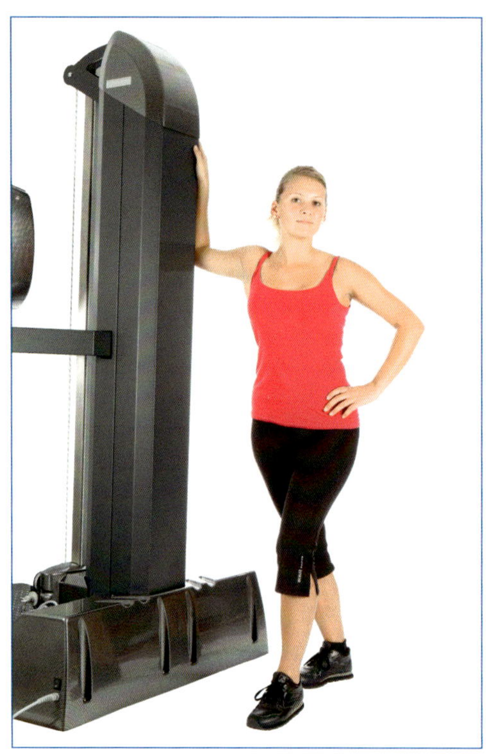

Übung 4
M. pectoralis major - Dehnung:

Beispiel rechts; Arm angewinkelt auf Schulterhöhe an der Wand fixiert. Oberkörper dreht nach vorne. Schrittstellung und linkes Bein vorne. Diese Position dehnt den mittleren Pectoralisanteil. Den oberen und unteren Muskelanteil dehnt man in dem der Arm oben - bzw. unten eingestellt wird.

17.4 Bauchmuskulatur: gerade- und schrägverlaufende

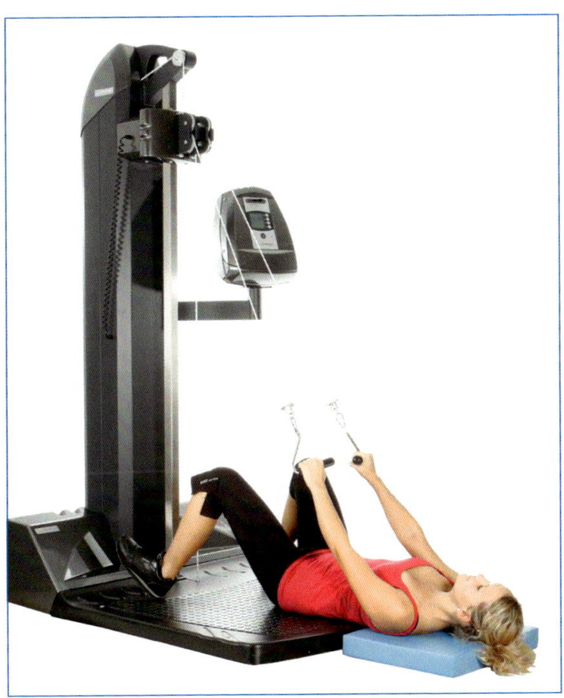

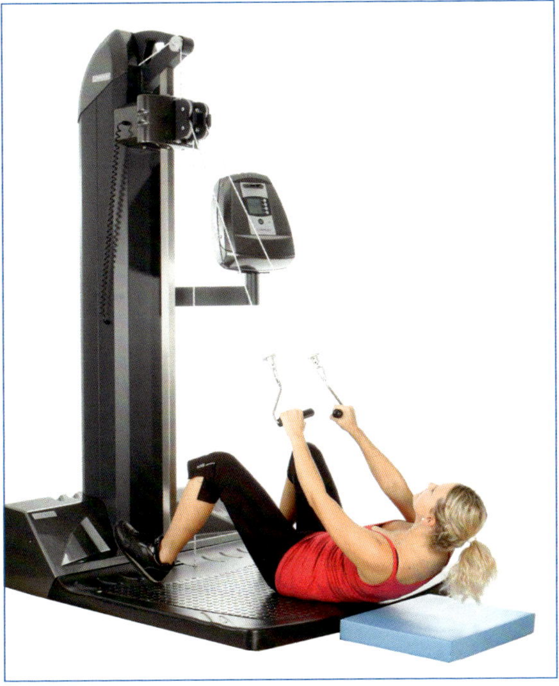

Übung 1
M. rectus abdominis:
Gerader Crunch

- **Anmerkung:** Der Seilzug ist exzentrisch schwerer eingestellt als konzentrisch und dient damit als Hilfestellung des Oberkörpers bei der Einrollphase!
  Bei Belastung aus- und bei Entlastung einatmen.

- AS: Mit gestreckten Armen vor dem Körper greifen, mit angewinkelten, fixierten Beinen.

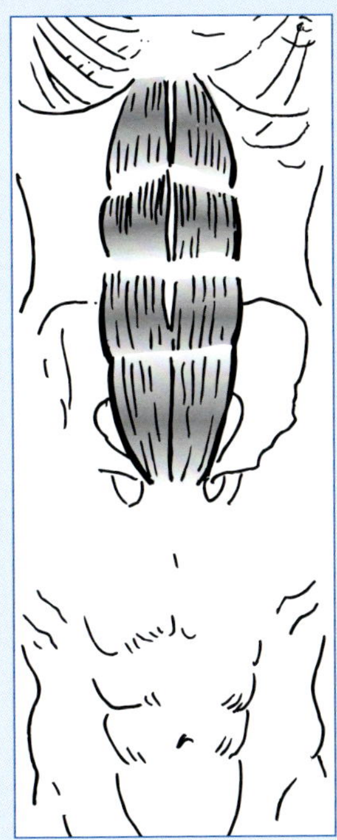

- ES: Schulterblätter abheben und Oberkörper einrollen.

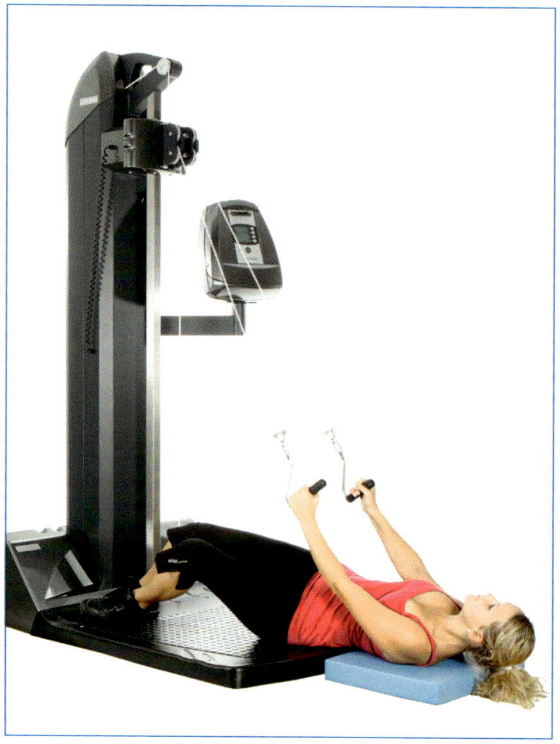

Übung 2
M. obliquus externus und internus: Schräger Crunch

- AS: Beispiel rechter schräger Bauchmuskel, beide Beine nach links ablegen.

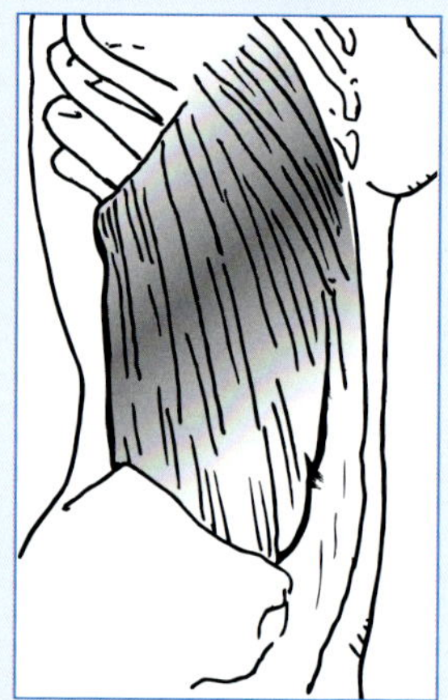

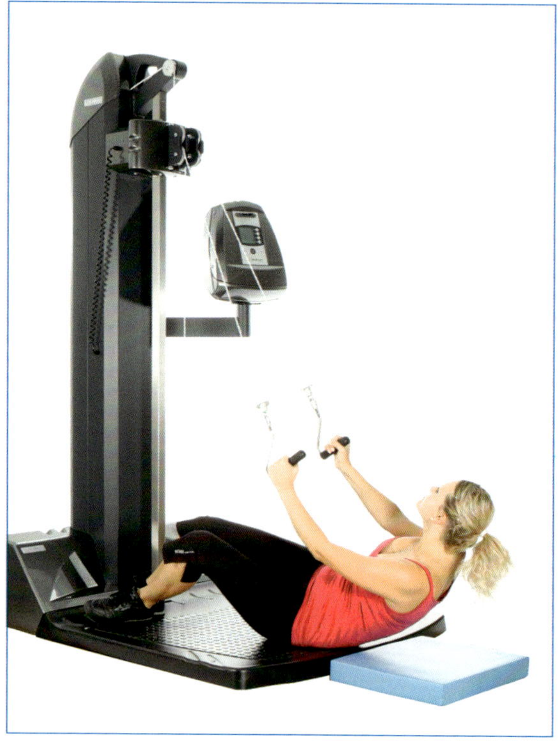

- ES: Bei eingestellter Seite Oberkörper aufrollen.

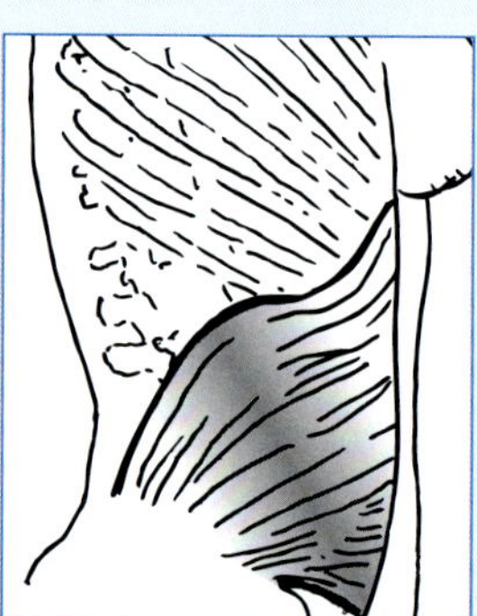

- **Anmerkung:** Die Drehung beider Beine auf eine Seite fixiert die WS bereits in einer Rotation, so dass der Oberkörper wie beim geraden Crunch nur aufgerollt werden muss. Man vertauscht P. fixum und P. mobile!

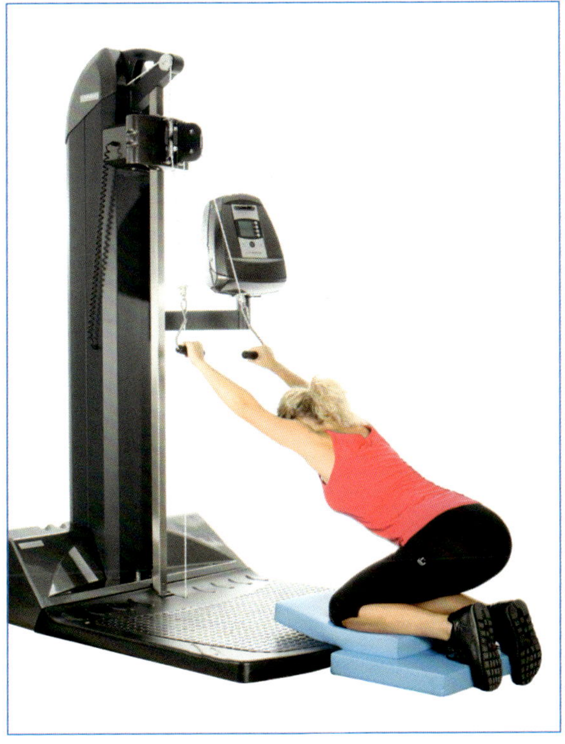

Übung 3
M. rectus abdominis und zum Teil der untere Bauchmuskel: Salamübung

- AS: Gesäß wird fast an die Ferse gebracht. Arme und WS sind maximal gestreckt bis zur Lordosestellung.

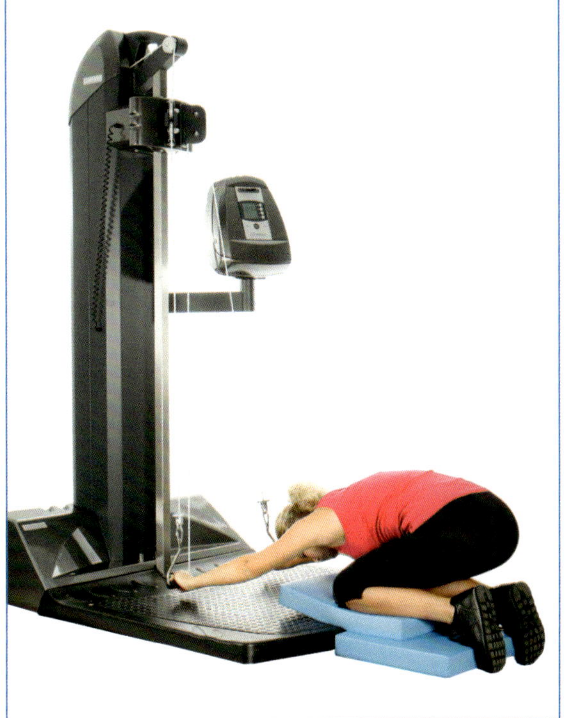

- ES: Oberkörper wird maximal eingerollt und Arme zum Boden gebracht.

- **Anmerkung:** Die Übung entlastet die Wirbelsäule, weil kein Druck erfolgt, da das Seil und damit die Belastung von oben kommt und somit auf Zug ausgerichtet ist!!

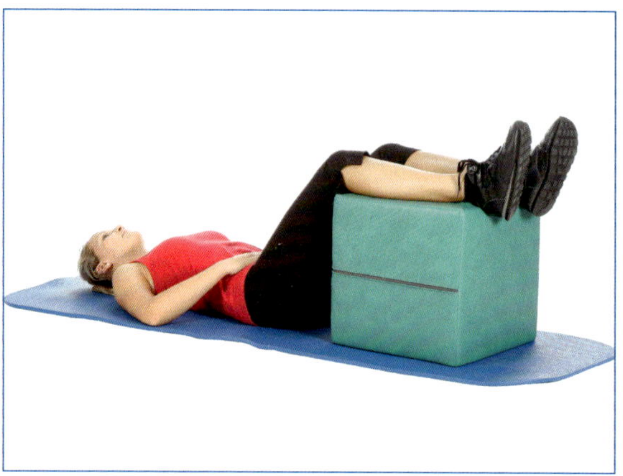

Übung 4
Bauchmuskelentspannung und entlastende WS Stellung:

Hüft- und Kniegelenk werden in Rückenlage 90 Grad gebeugt und auf Würfel oder Bank entspannt abgelegt. Beim Einatmen Bauch rausdrücken und durch aufgelegte Arme Luft entweichen lassen.

17.5 Arme – M. trizeps brachii und M. bizeps brachii

a) M. trizeps brachii

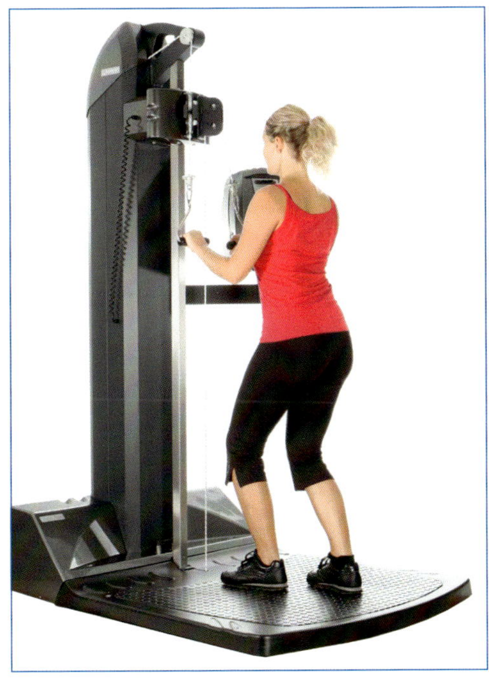

Übung 1
M. trizeps: Drücken im Stand

- AS: Stabile Körperhaltung und Ellbogen nah am Körper.

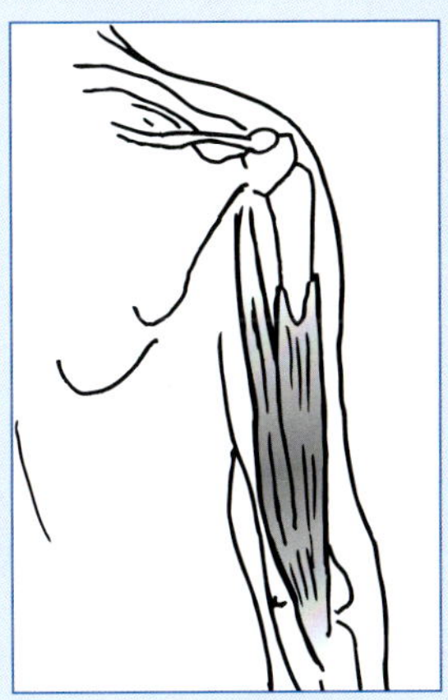

- ES: Unterarm in die Streckung bringen und retrovertieren.

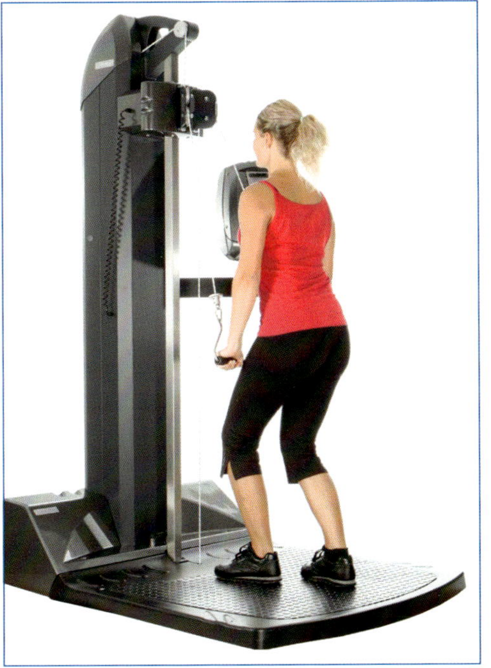

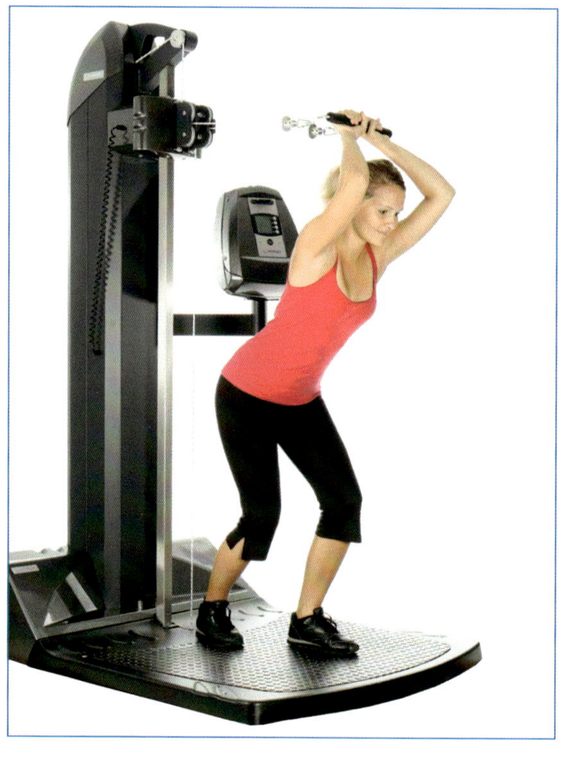

Übung 2
M. trizeps: Strecken über Kopf/ Stand

- AS: vorgebeugte stabile Haltung, Arme gebeugt über Kopfhöhe.

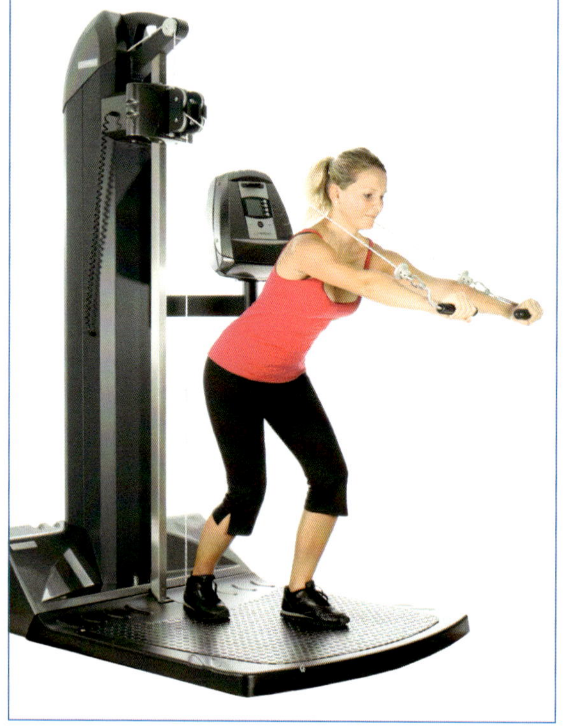

- ES: Unterarm nach vorne unten in die Streckung bringen.

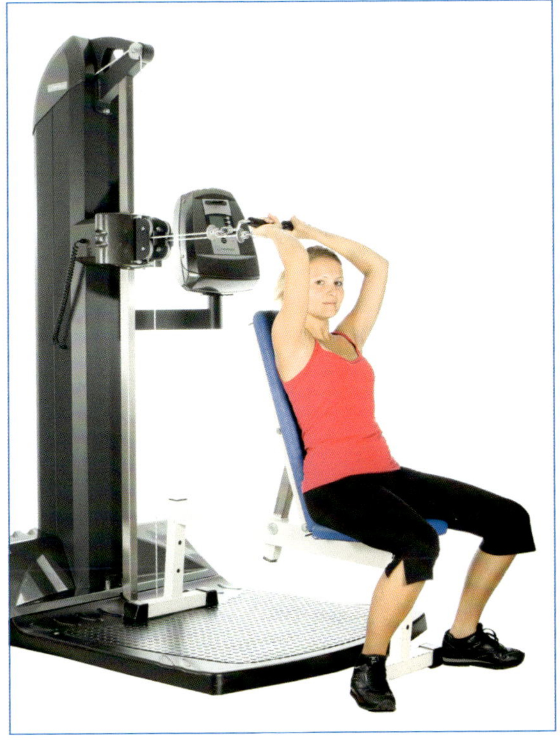

Übung 3
M. trizeps: Strecken über Kopf im Sitzen

- AS: Aufrechter Sitz und Arme parallel über Kopfhöhe gebeugt.

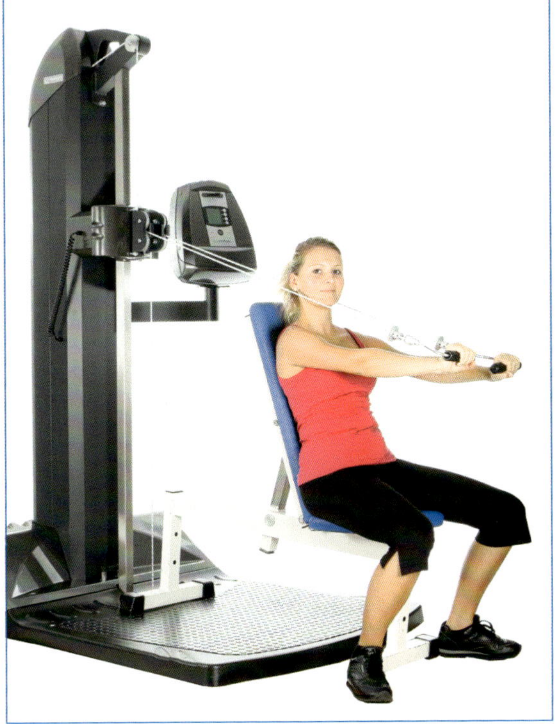

- ES: Unterarm in die Streckung bringen.

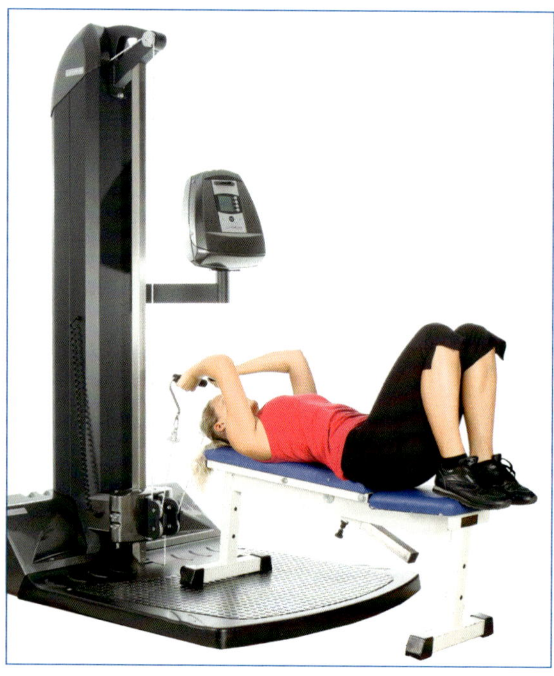

Übung 4
M. trizeps drücken – liegend

- AS: Arme parallel bei ca. 90 Grad Schulter- und Ellbogenflexion.

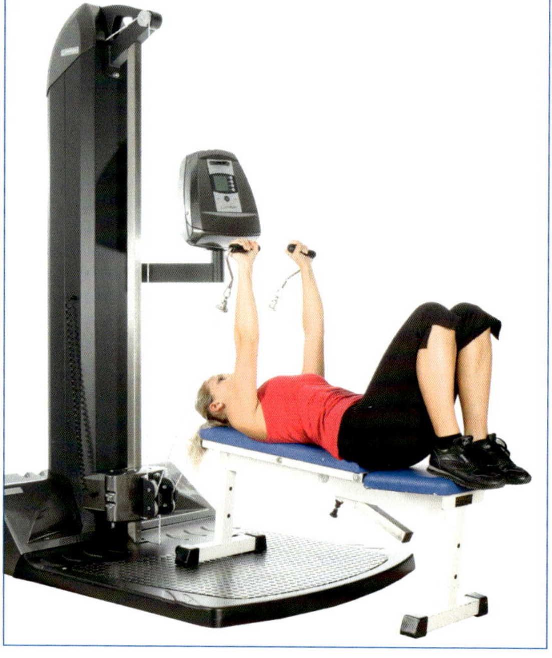

- ES: Arme in die Streckung bewegen.

- **Anmerkung:** Je nach Körperlänge: Beine aufstellen oder abgestellt fixieren und Ganzkörperspannung aufbauen.

Anmerkung: Übung 2 und 3 trainiert den langen Muskelkopf von den 3 Muskelanteilen. Das Caput longum als zweigelenkiger Anteil wird gut trainiert bei Überkopfübungen. Da der Muskel auch eine Retroversion macht, ist bei Übung 1 die maximale Streckung bis kurz hinter das Hüftgelenk wichtig. Dies ist nur mit Einzelgriffen möglich. Eine durchgehende Stange oder Winkelgriff verhindert dies!

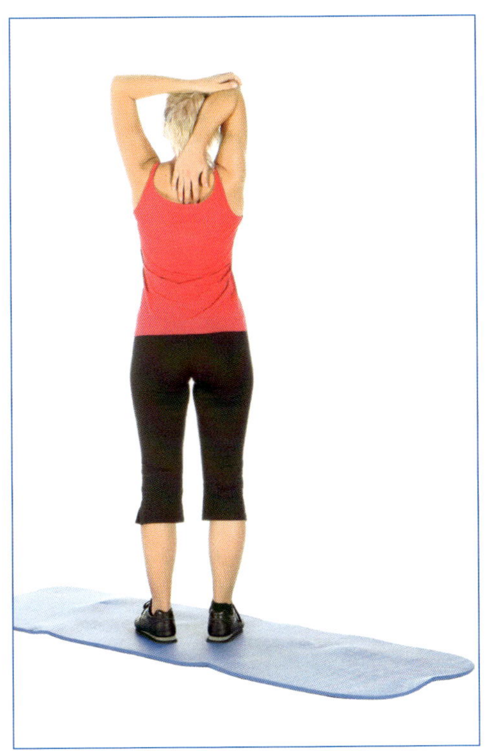

Übung 5
M. trizeps – Dehnung:

Beispiel rechts; linker Arm umgreift rechtes Ellbogengelenk und bewegt zur Gegenseite.

b) M. bizeps brachii

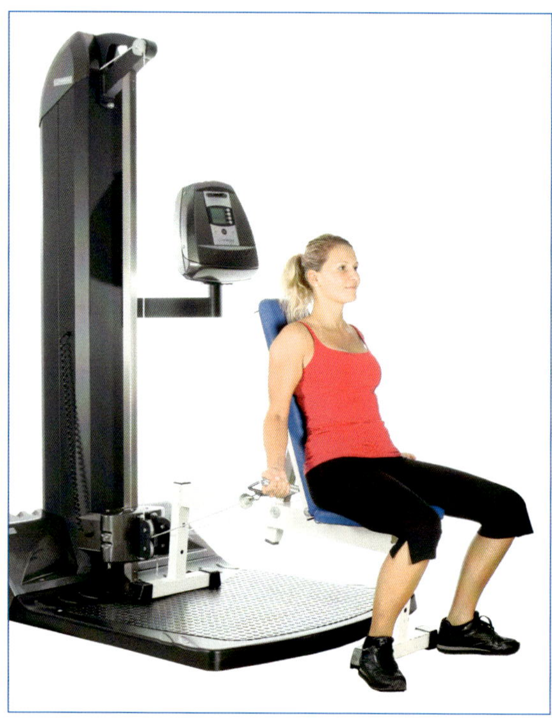

Übung 1
M. bizeps brachii: Curls sitzend

- AS: Arme (in Neutralnullstellung) gestreckt neben dem Körper.

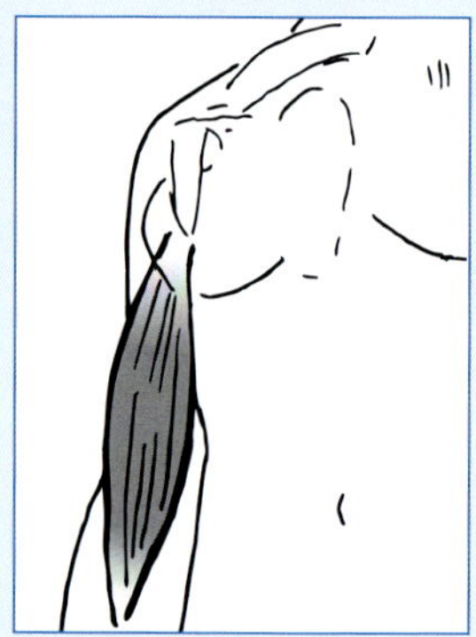

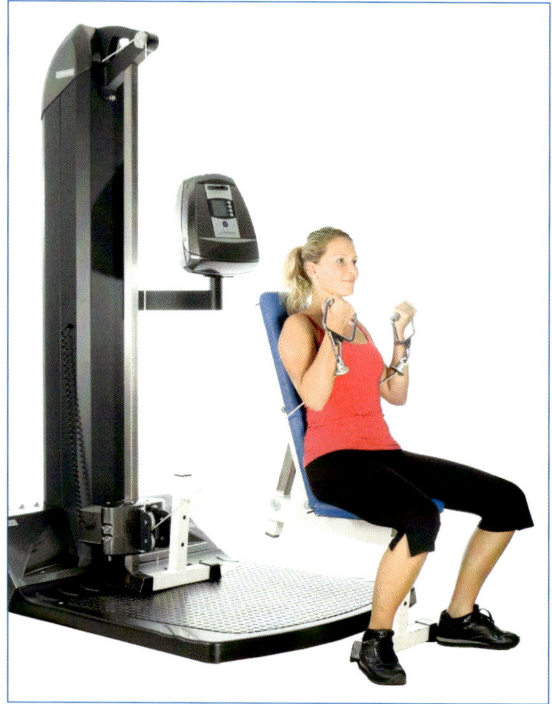

- ES: Beugen der Unterarme und Supination des Handgelenkes sowie leichte Anteversion des Oberarmes.
- Lehne leicht nach hinten geneigt gewährleistet Vorspannung.

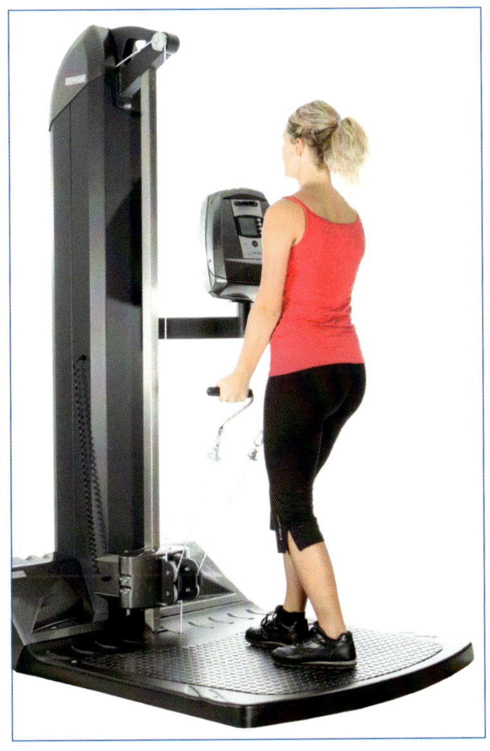

Übung 2

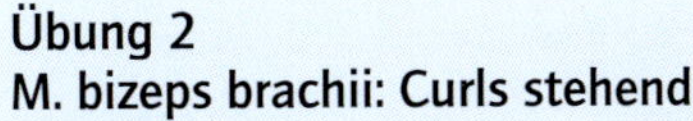

M. bizeps brachii: Curls stehend

- AS: Arme (in Neutralnullstellung) gestreckt neben Körper.

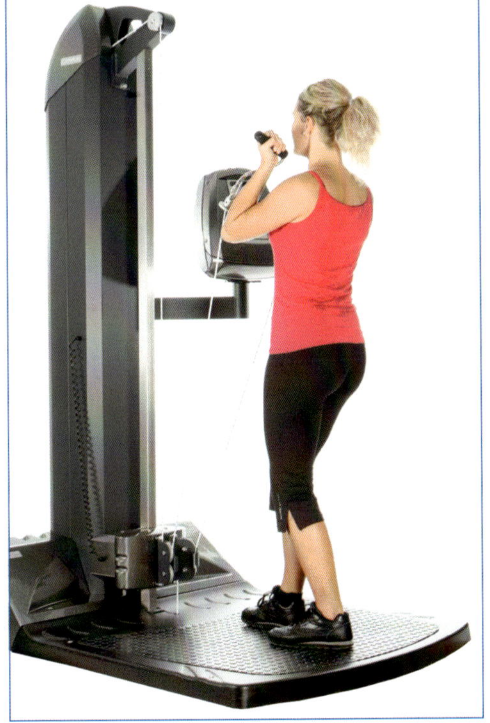

- ES: Beugen der Unterarme und Supination des Handgelenkes sowie leichte Anteversion des Oberarmes.
- Schrittstellung gewährleistet stabile Körperhaltung.

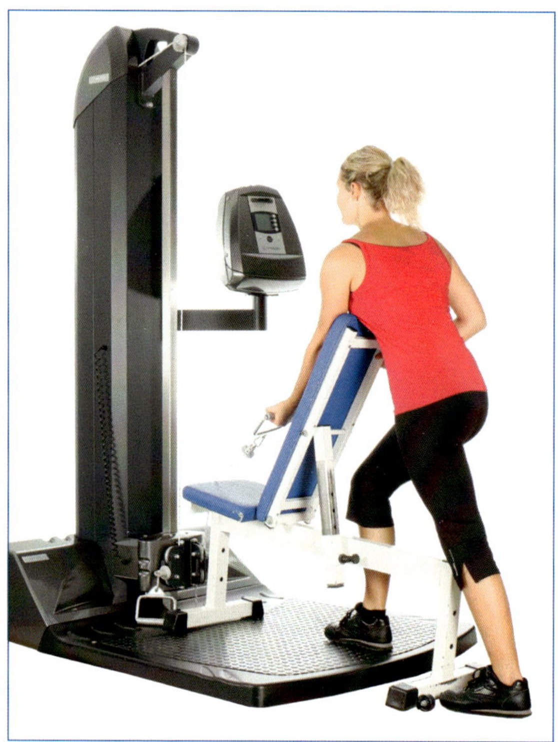

Übung 3
M. brachialis: Curls fixiert am Schrägbrett

- **Anmerkung:** Bei dieser Einstellung wird der stärkste Unterarmbeuger, der M. brachialis trainiert. Als nur eingelenkiger Muskel hat er die beste Hebelwirkung. Dieser Muskel macht dadurch keine Anteversion wie der M. bizeps brachii.

- AS: Fixierter Oberkörper in leicht vorgebeugter Stellung um das Schultergelenk nicht zu sehr zu beanspruchen. Arme bis zu einem 10%igen Streckdefizit gestreckt zur Schonung des Ellbogengelenkes.

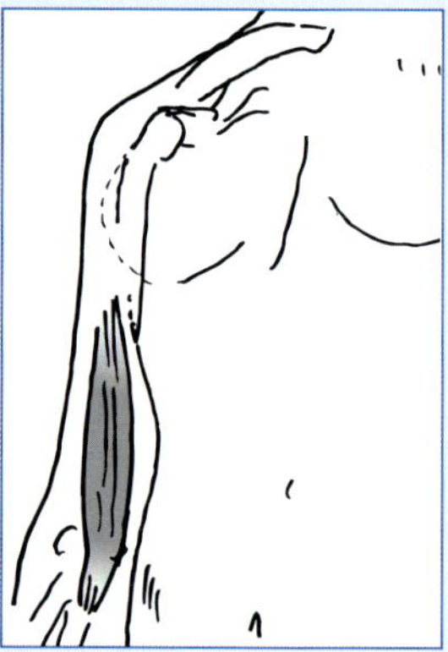

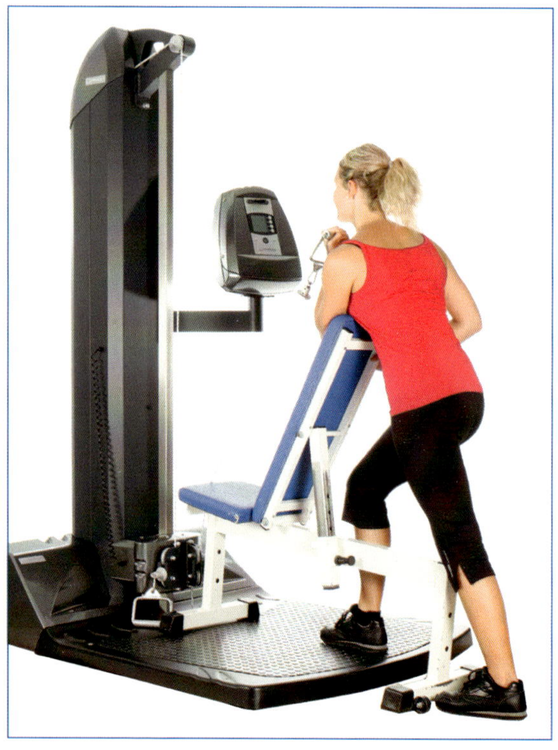

- ES: Maximal Beugung des Unterarmes mit Einzelgriffen zur Schonung der Handgelenke.

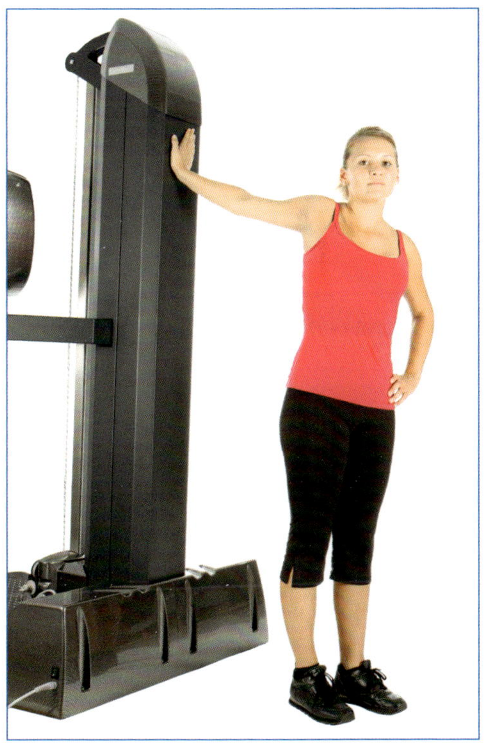

Übung 4
M. bizeps brachii – Dehnung

Beispiel rechts; Arm in Verlängerung des Schultergelenkes und Fingerspitzen nach oben zeigend an der Wand fixieren. Oberkörper dreht zur Gegenseite.

17.6 Hüftgelenke, Hüftbeuger und Kniegelenke

Anmerkung: Die Bereiche Hüft- und Kniegelenke, als Funktionseinheit zusammengehörend, können auf Grund der Seilzugtechnik bei den Grundübungen nicht isoliert betrachtet werden. Bei Hüftübungen, wie beispielsweise einer Flexion ist die Sicherung des Kniegelenkes wichtig. Gleichzeitig wird aber auch parallel dazu das Kniegelenk statisch trainiert. Die Muskel- und Gelenksicherung ist wegen der Hebelwirkung besonders wichtig, weil beim Spielbein die Kniegelenke im offenen System bewegt werden. Im Kapitel „Verletzungen des vorderen Kreuzbandes" ist das offene System generell kontraindiziert. Die Seilzugtechnik hat gegenüber dem Hüftpendelgerät den Vorteil, dass der „Drehpunkt Hüfte" wegfällt. Die Muskelbeanspruchung ist effektiver. Bei einem Hüftpendelgerät muss immer der „Drehpunkt Hüfte" auch der „Drehpunk am Gerät" sein.

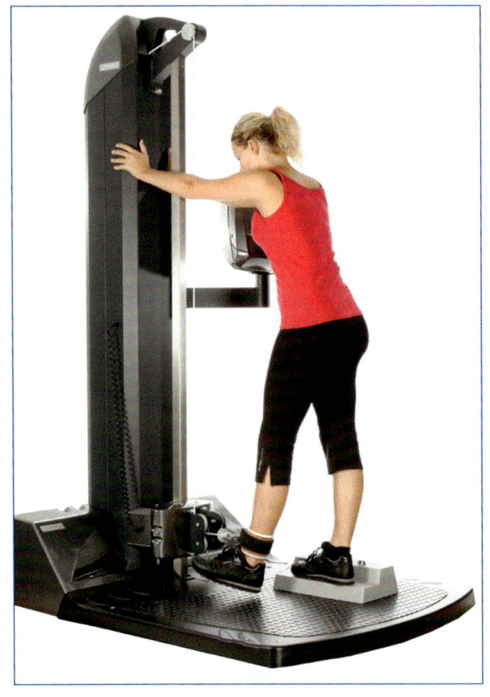

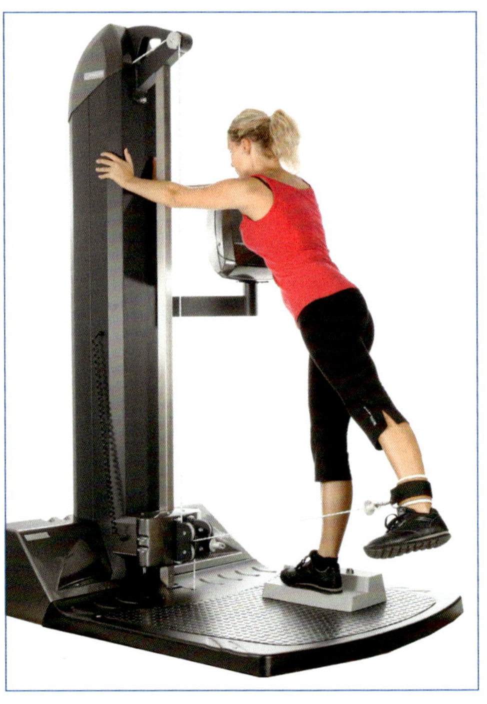

Übung 1
M. Glutaeus Maximus: Extension in AR

- AS: Gerade WS und leicht vorgeneigt, Standbein gestreckt. Spielbein gestreckt ca. eine Fußlänge vor dem Körper fixieren.

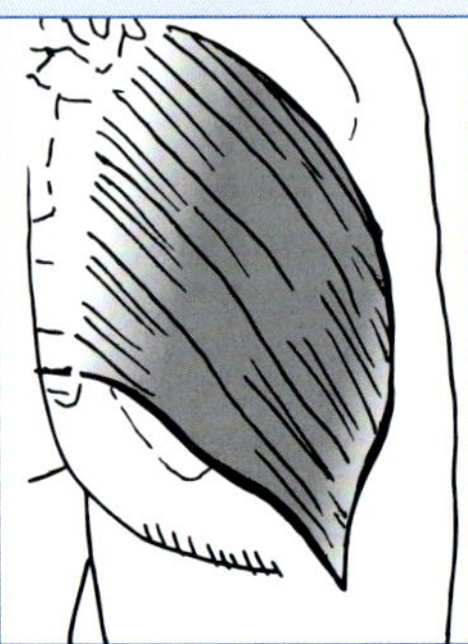

- ES: Spielbein ca. 2 Fußlängen in Extension und AR bewegen.

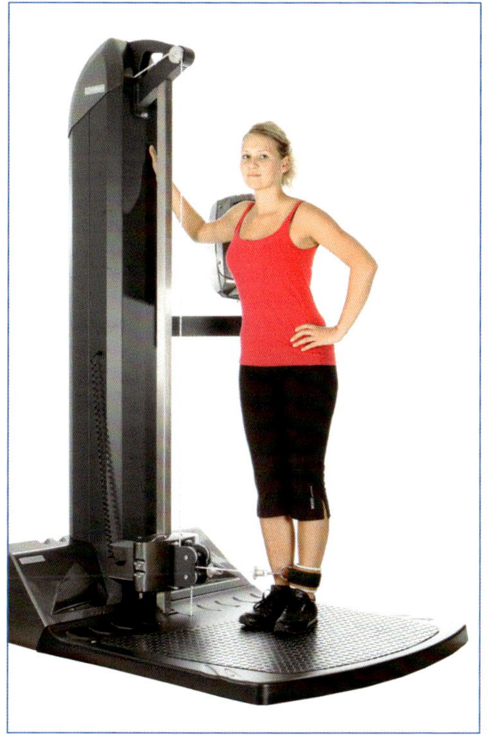

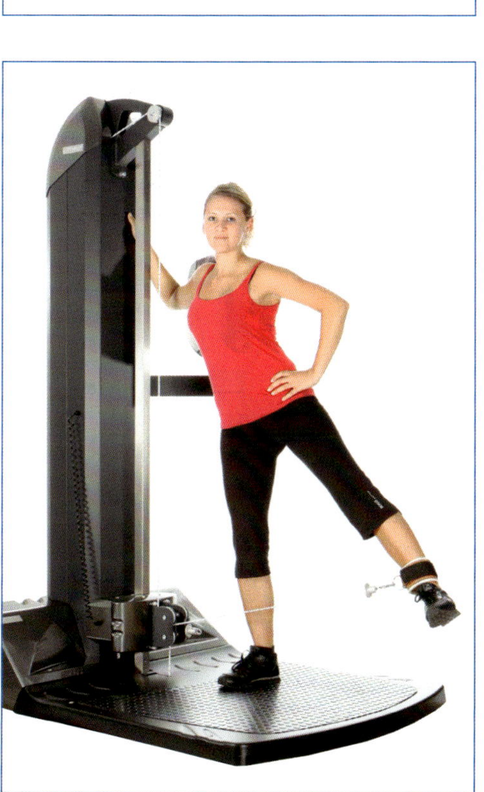

Übung 2
M. Glutaeus Medius und minimus u.
M. tensor fasciae latea: Abduktion

- AS: Gerade Wirbelsäule mit gestreckten Hüft- und Kniegelenken.

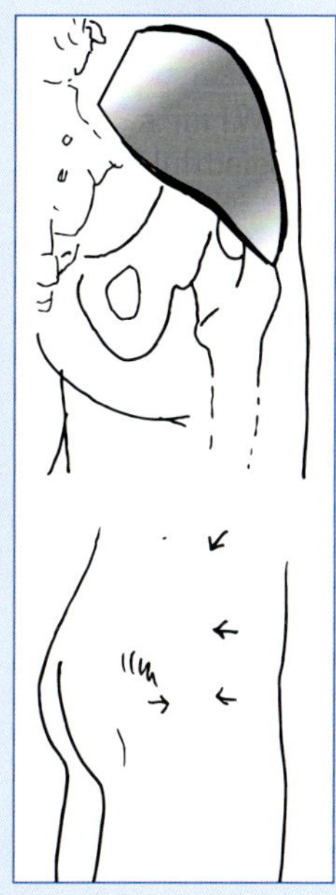

- ES: Spielbein abspreizen ohne Ausweichbewegungen der WS.

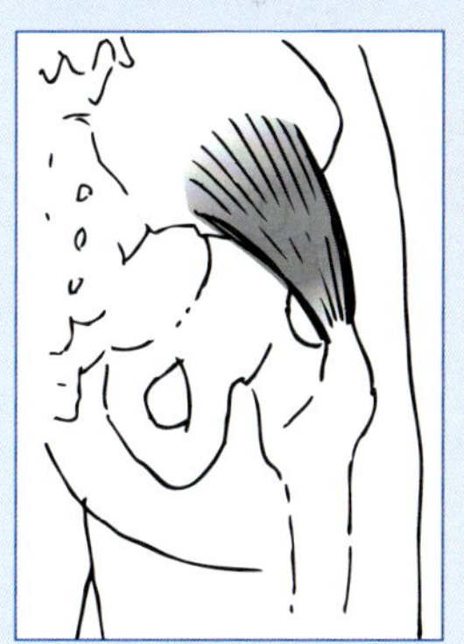

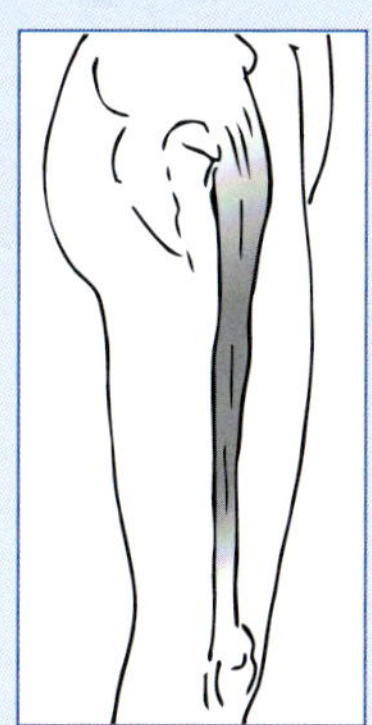

- **Anmerkung:** Standbein evtl. leicht erhöht damit Spielbein frei in der Bewegung ist.

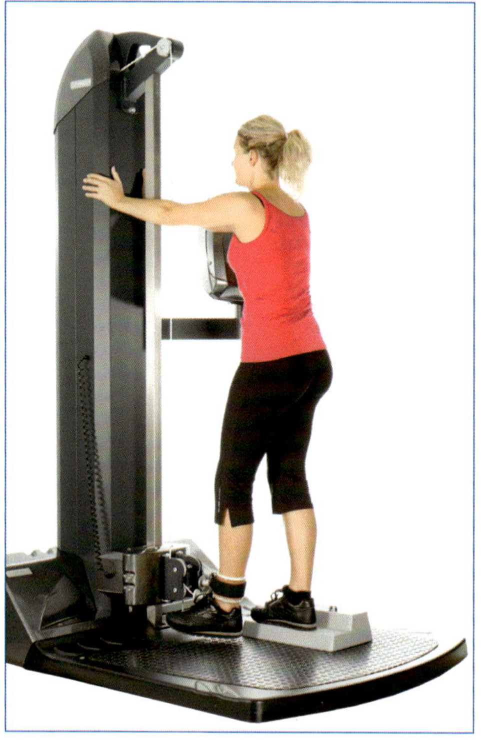

Übung 3
M. Ischiocruale aus: M. bizeps femoris und M. semitendinosus: Extension

- AS: Gerade Wirbelsäule mit leicht gebeugten Hüftgelenk und gestreckten Kniegelenken. Spielbein ca. eine Fußlänge vor dem Körper fixieren.

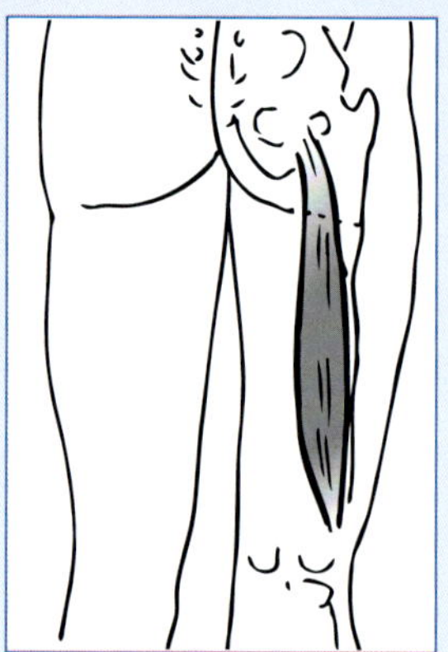

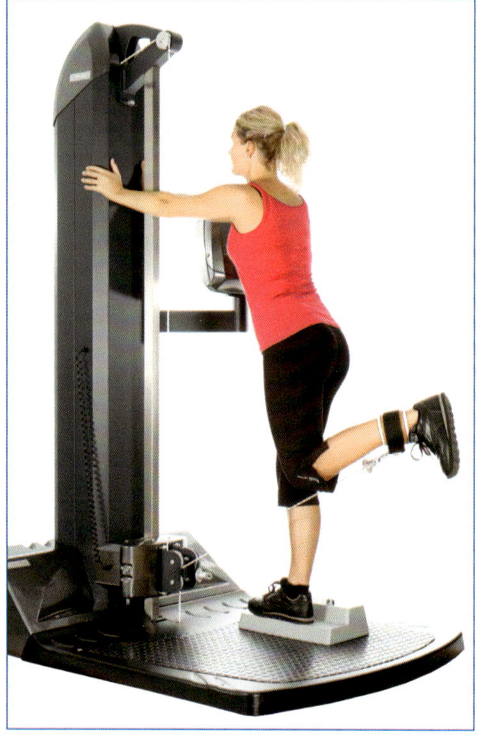

- ES: Spielbein in Extension des Hüft- und Flexion des Kniegelenkes bewegen. Standbein erhöht.

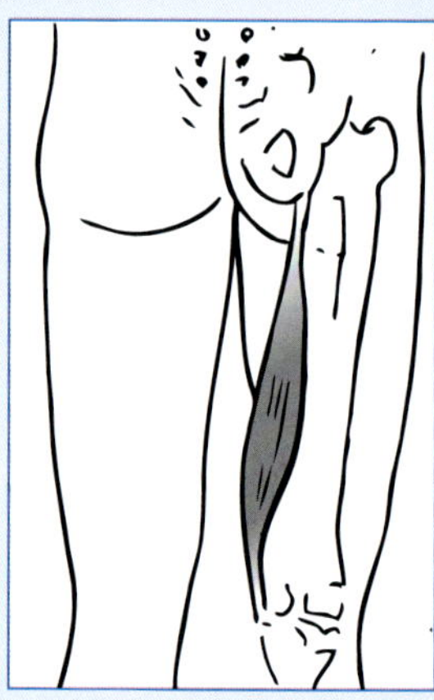

- **Anmerkung:** Bei Flexion und AR wird das Caput longum des M. bizeps femoris beansprucht. Bei Flexion und IR wird der M. semimembranosus, der Zwilling des M. semitendinosus, beansprucht, er setzt an der Innenseite des Unterschenkels an.

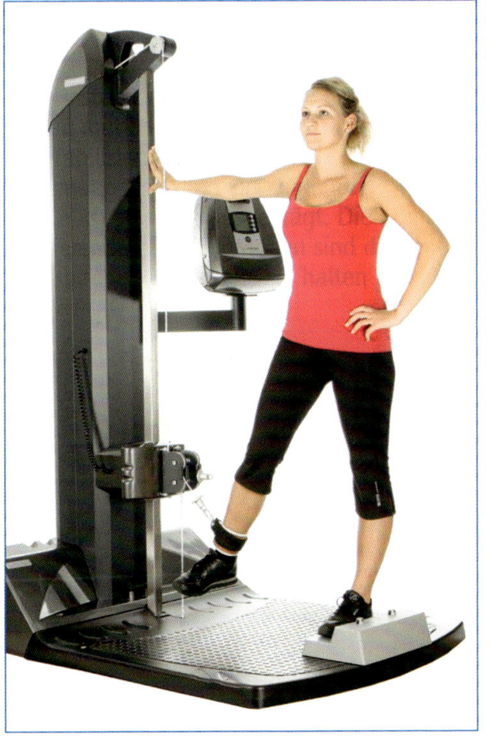

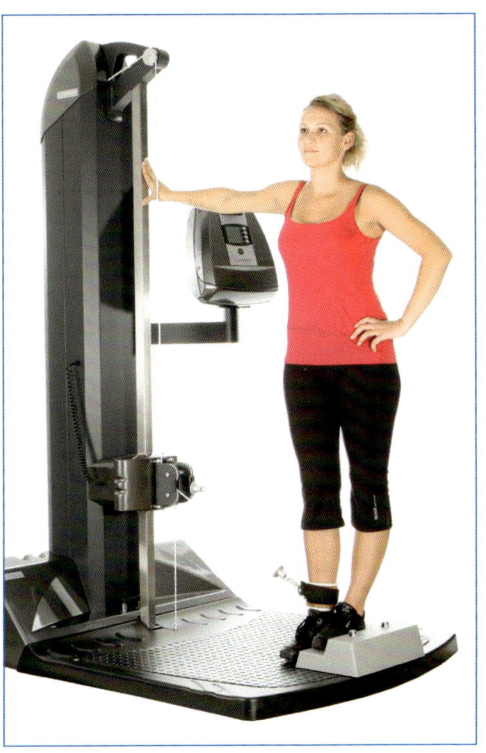

Übung 4
M. Adduktoren/M. gracilis/M. adduktor longus/M.adduktor magnus

- AS: Gerade WS, Hüft- und Kniegelenk gestreckt, Spielbein in Abduktion.

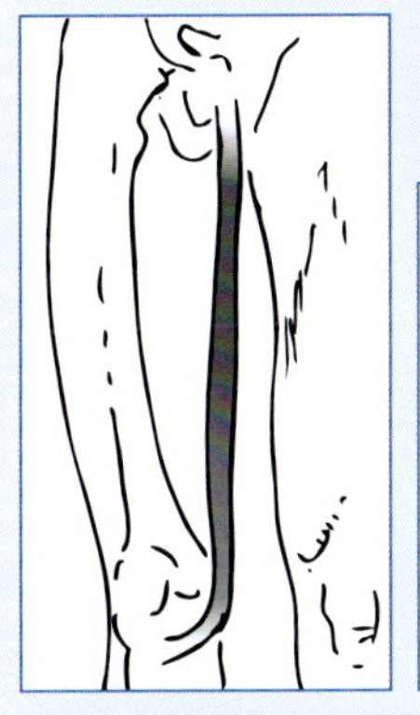

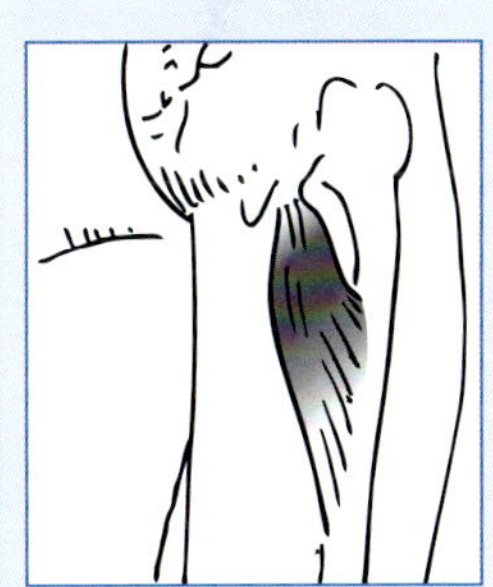

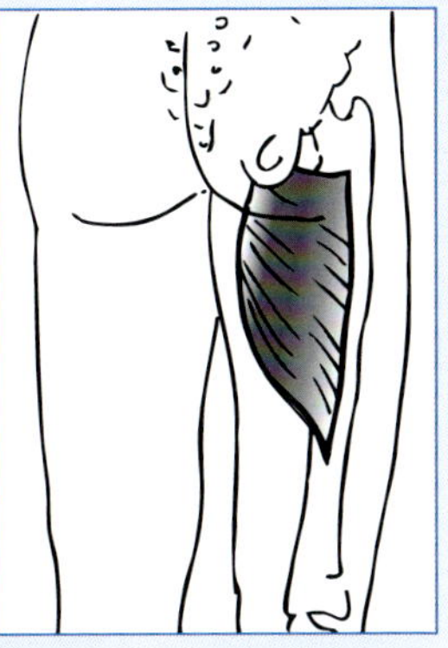

- ES: Spielbein nach innen in die Adduktion bewegen.
- **Anmerkung:** Wird die Hüfte gestreckt oder gebeugt, werden unterschiedliche Adduktorenmuskelanteile beansprucht und umgekehrt. Die gezeichneten Adduktoren sind eine Auswahl der wichtigsten großen Muskelgruppen. Natürlich haben auch die kleineren Adduktorenmuskeln eine wichtige Funktion. Die Adduktoren umschließen die Beininnenseite köcherförmig. Standbein erhöht!
- **Anmerkung:** Der M. gracilis ist der einzige Adduktor, der auch im Kniegelenk beugt.

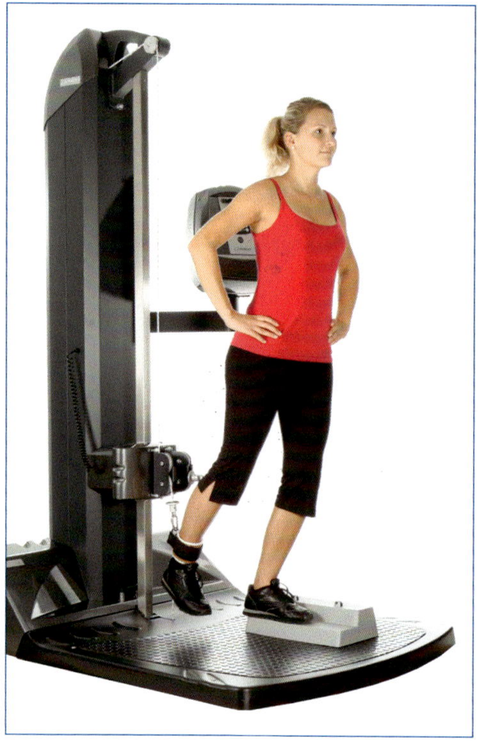

Übung 5
M. Rectus femoris
(aus: M. quadrizeps femoris)

- AS: Gerade WS, Hüft- und Kniegelenk gestreckt. Spielbein leicht in Extension und Fußspitze in Richtung Kniescheibe einstellen.

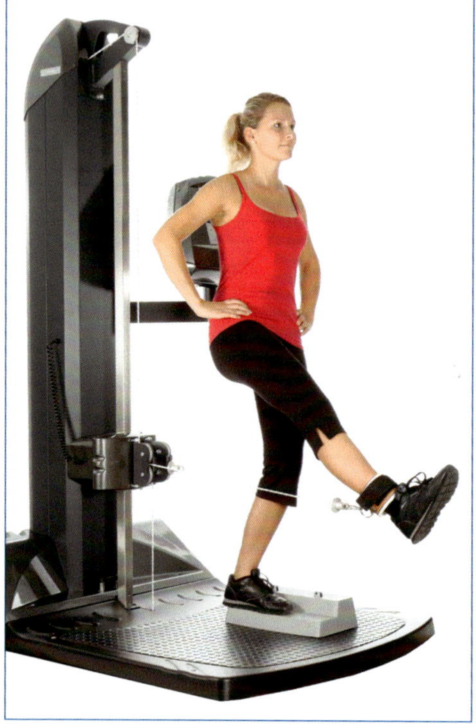

- ES: Spielbein gestreckt in Flexion bringen ohne Ausweichbewegungen.

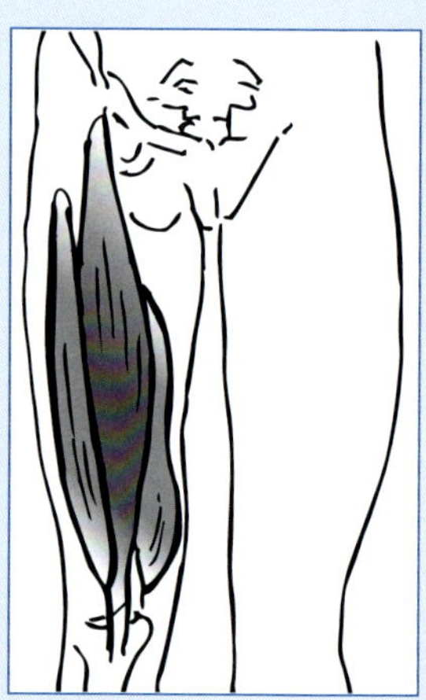

- **Anmerkung:** In der Hüfte nicht rotieren sondern stabil bleiben. Gegebenenfalls mit seitlichem Halt. Bsp.: Zwei Bänke mit hochgestellter Lehne.

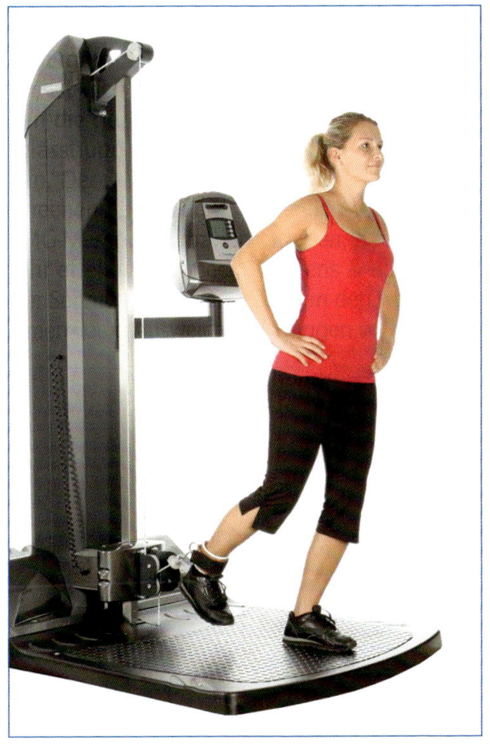

Übung 6
M. iliopsoas und M. sartorius

- **Anmerkung:** Der Hüftbeuger wird bei starker Hyperlordose eher gedehnt als gekräftigt. Bei fehlender Lendenlordose und einem Totalrundrücken vermehrt auftrainiert. Der Hüftbeuger ist generell der Gegenspieler der Bauchmuskulatur. Im Sport kann beim Sprint, Weit- oder Hochsprung diese Übung für das Schwungbein unterstützend sein.

- AS: WS gestreckt (evtl. vorgebeugt und gestützt mit beiden Armen). Standbein gestreckt, Spielbein in Retroversion und maximaler Extension gestreckt.

- ES: Spielbein heranziehen und Fußspitzen in Richtung Kniescheibe einstellen.

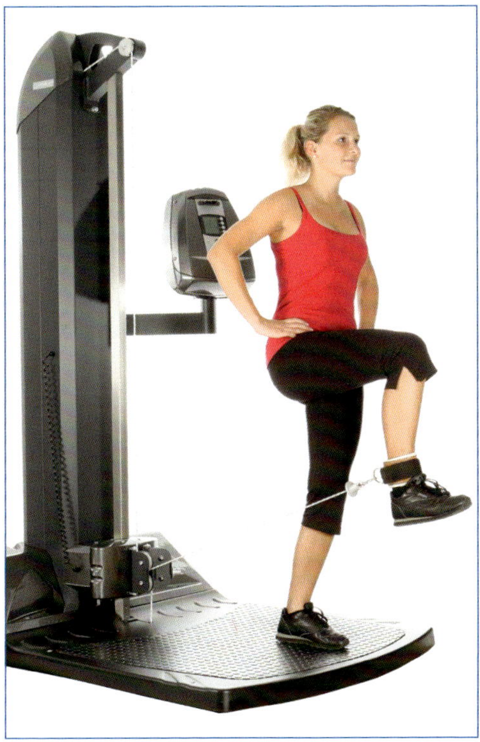

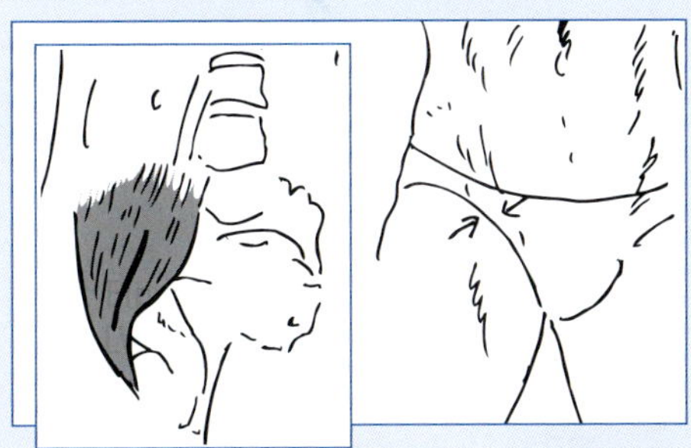

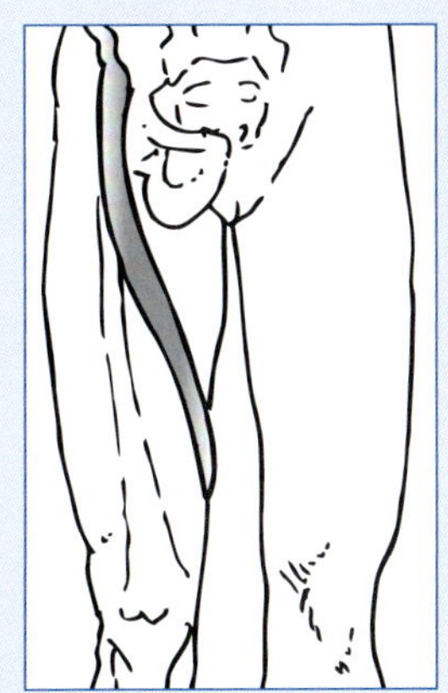

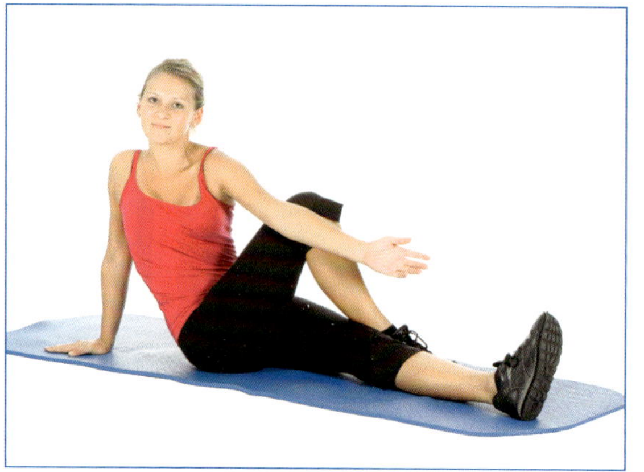

Übung 7
M. Glutaeus - Dehnung: Langsitz

Oberkörper abstützen, gleichseitiges Bein über das gestreckte stellen. Gegenarm am angewinkelten Kniegelenk fixieren und in Dehnrichtung bringen.

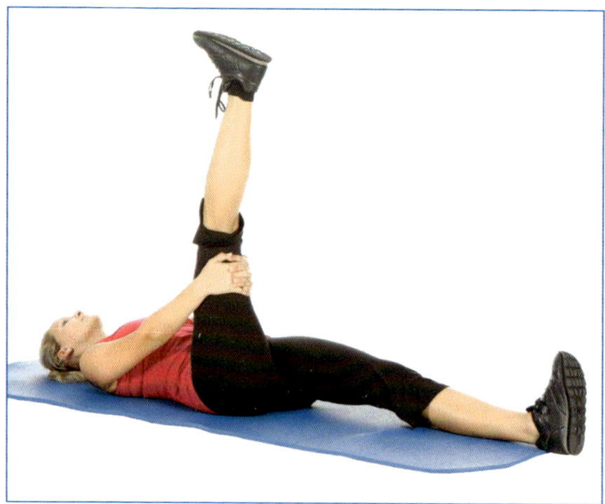

Übung 8
M. Ischiocruale - Dehnung: RL

Gegenbein gestreckt zur Stabilisierung dieser Beckenseite. Das zu dehnende Bein mit den Armen heranziehen.

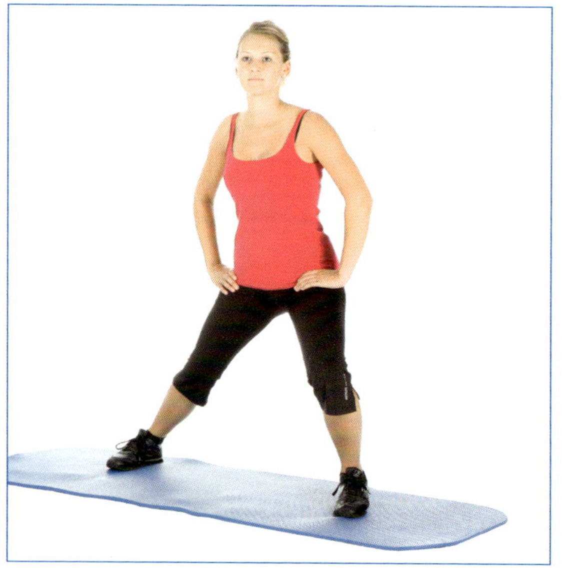

Übung 9
M. Adduktoren - Dehnung: Stand

Seitgrätsche Beispiel - auf links: Durch Absenken auf dieser Seite kann das gestreckte rechte Bein gedehnt werden.

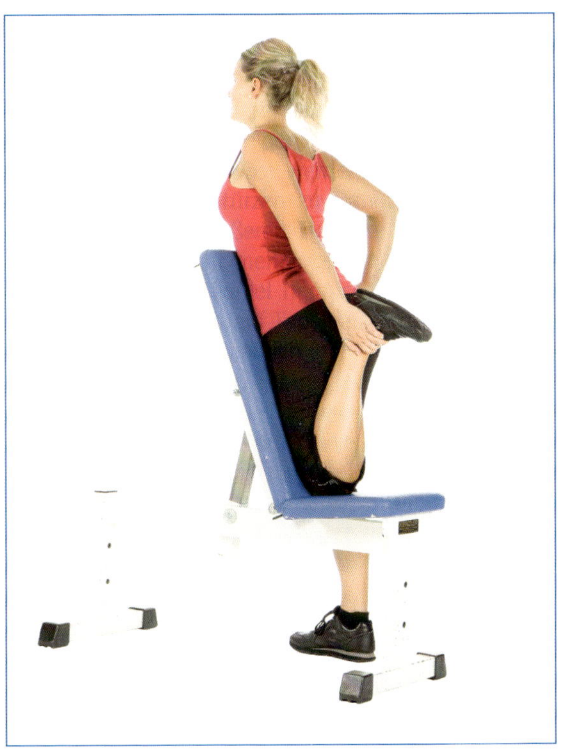

Übung 10
M. Rectus femoris/
M. quadrizeps – Dehnung: Stand

Oberkörper angelehnt fixiert an der Bank. Hand umfasst oberes Sprunggelenk (OSG) und bewegt es zum Gesäß.

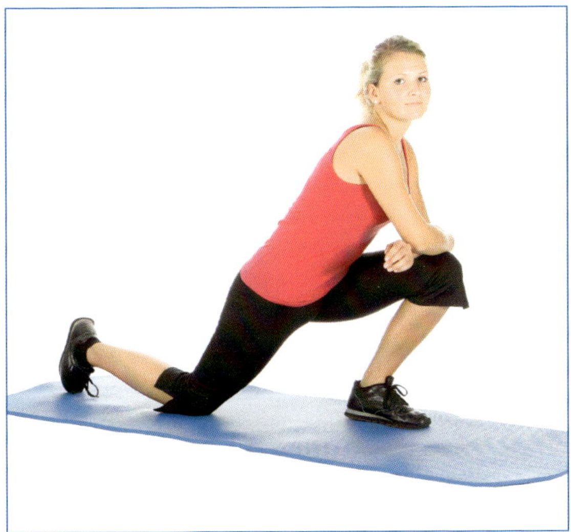

Übung 11
M. Iliopsoas – Dehnung:
Kniestand

Weit abknien und das zu dehnende Bein nach hinten abgewinkelt anstellen. Beispiel Dehnung rechter Hüftbeuger; Oberkörper auf linkem Bein mit Seitneigung nach links abstützen. WS gerade halten und auf Stützbein nach vorne bewegen und Hohlrücken vermeiden. Bei Verspannungen des M.Iliopsoas ist dies in der Leiste als Dehnschmerz spürbar.

17.7 Unterschenkel und Sprunggelenke

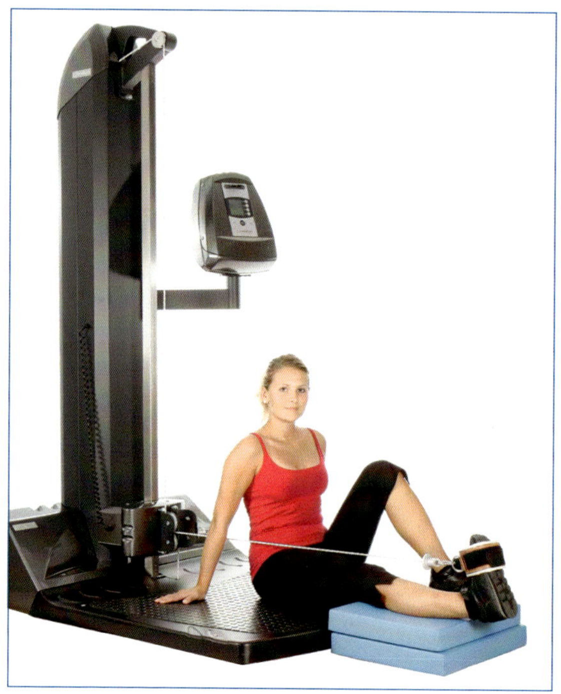

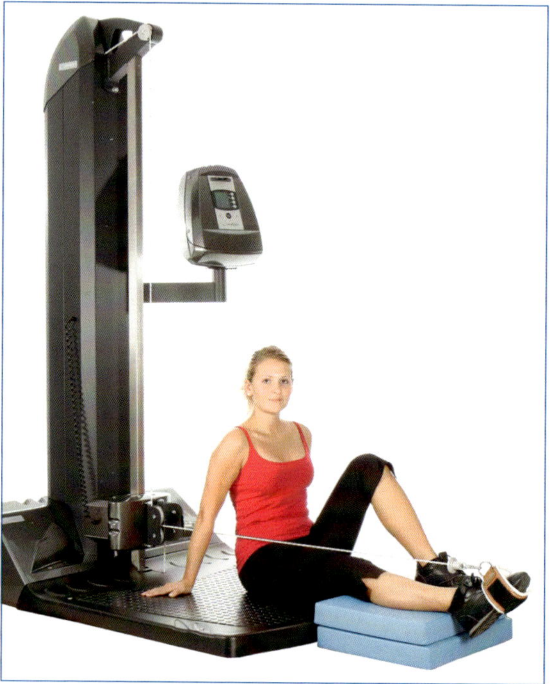

Übung 1
M. Gastrocnemius: Langsitz

- AS: Bein gestreckt und betroffenes Fußgelenk gebeugt.

- ES: Fuß maximal strecken.

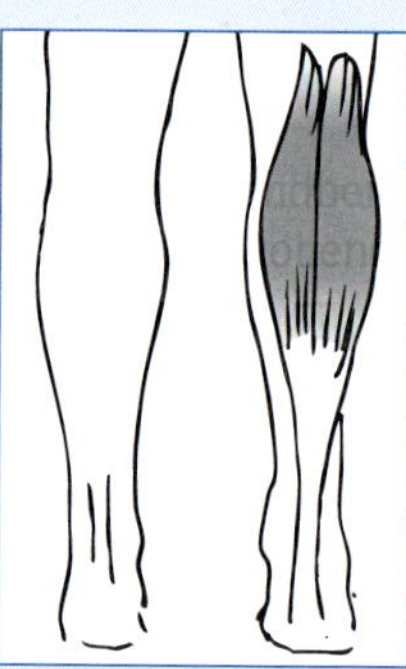

- **Anmerkung:** bei der gestreckten Stellung wird der M. Gastrocnemius primär beansprucht, während bei angewinkeltem Kniegelenk der M. Soleus trainiert wird. Der M. soleus entspringt vom Unterschenkel und ist damit eingelenkig. Beide Muskeln ziehen mit der Achillessehne an die Ferse. Die Streckung fällt leichter, wenn die Achillessehne unterlagert wird.

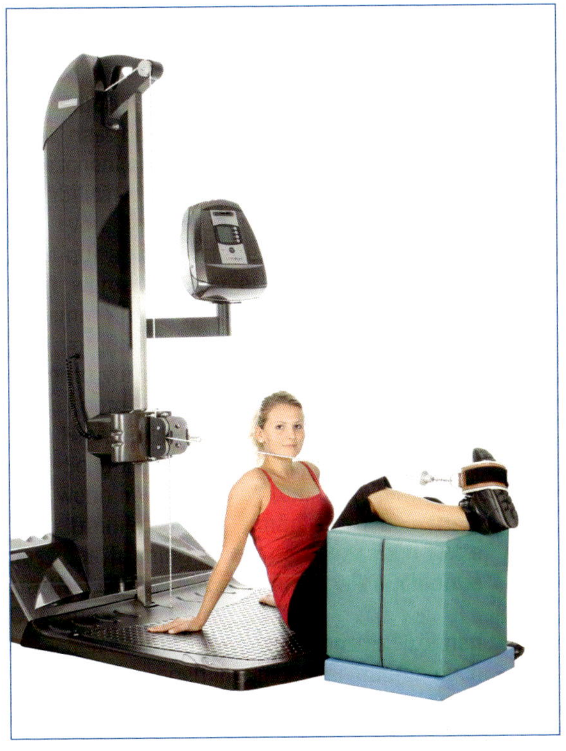

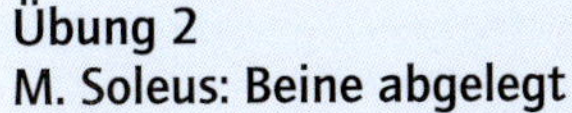

Übung 2
M. Soleus: Beine abgelegt

- AS: In Hüft- und Kniegelenk bei ca. 90 Grad Flexion Unterschenkel ablegen, Ferse ist frei beweglich. Fuß angewinkelt.

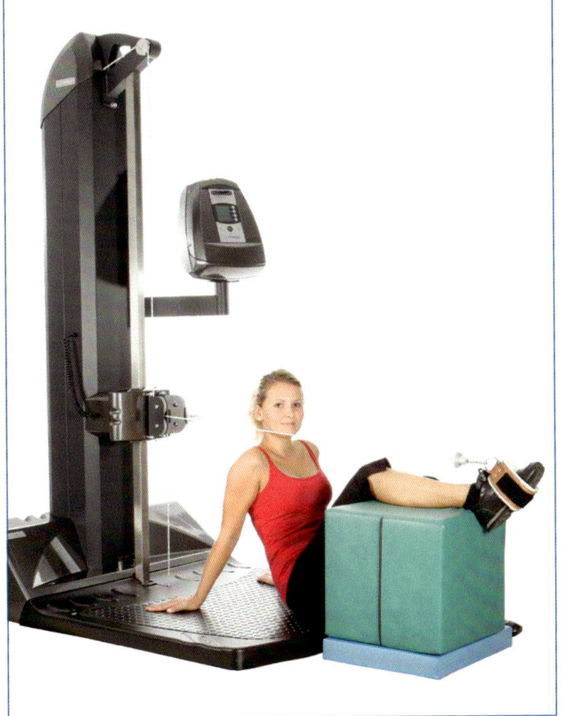

- ES: Fuß maximal strecken.

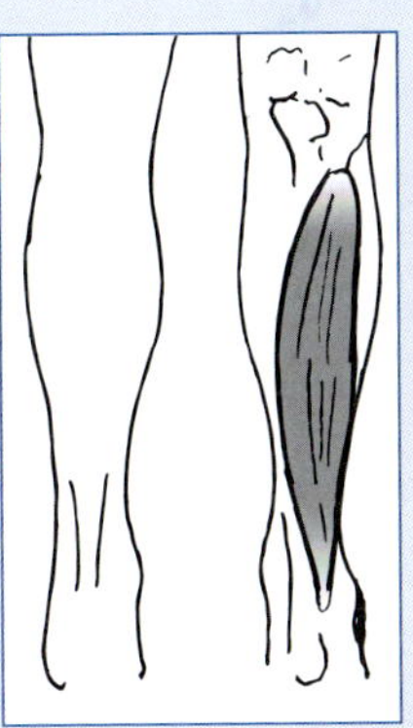

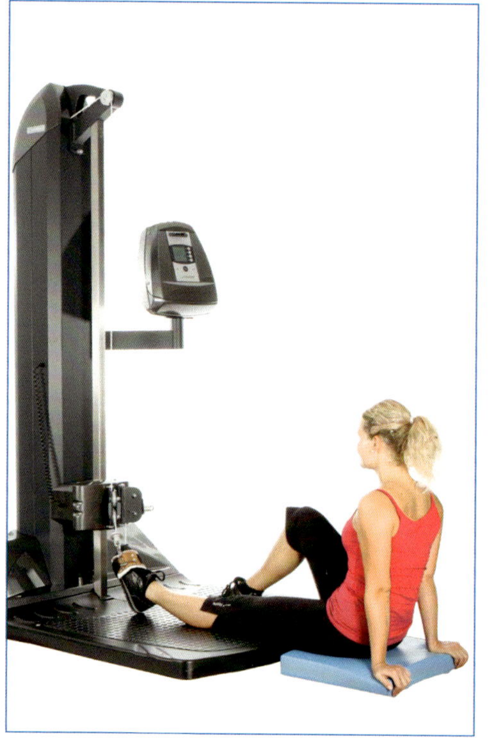

Übung 3
M. Tibialis anterior und M. peroneus longus und brevis: Langsitz

- AS: Bein und Fuß gestreckt

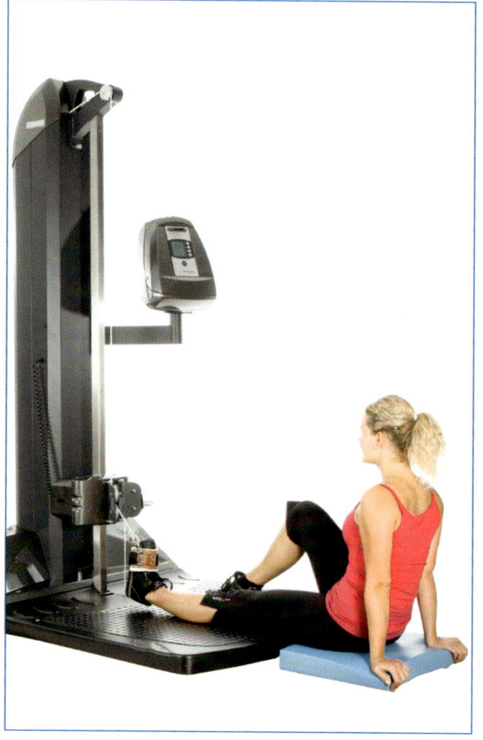

- ES: Fuß in Knierichtung bewegen.

- **Anmerkung:** Für den M. peroneus muss zusätzlich die Fußaußenkante in Pronation gebracht werden!!

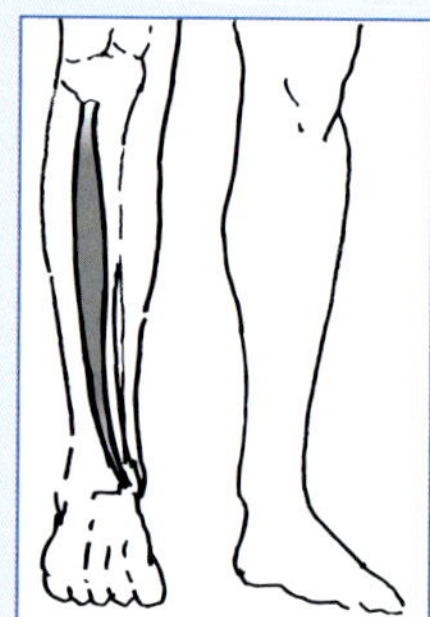

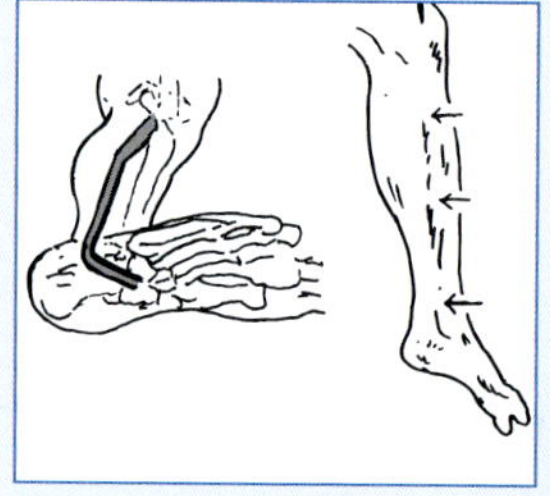

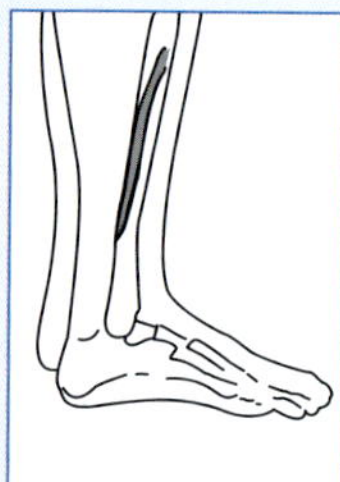

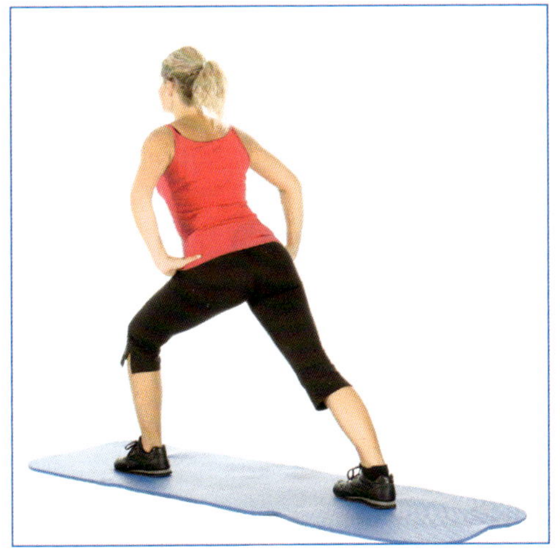

Übung 4
M. Gastrocnemius – Dehnung:
Stand gestreckt

Kniegelenk und Hüfte des betroffenen Beines gestreckt bei fixierter Ferse. Hüfte auf Gegenbein nach vorne bewegen und Wadenbereich wird gedehnt.

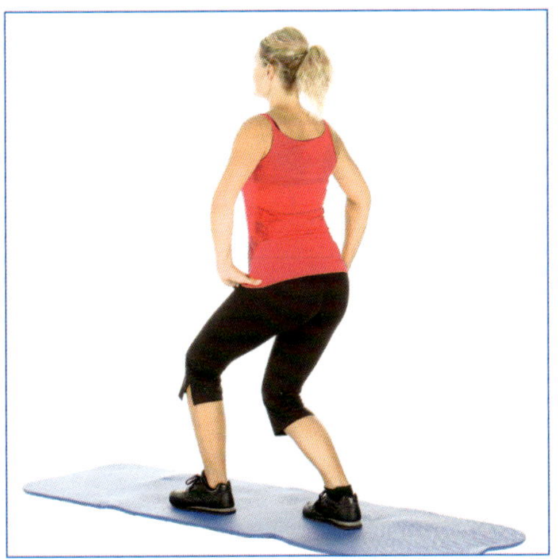

Übung 5
M. Soleus – Dehnung: Stand angewinkelt

Kniegelenk und Hüfte des betroffenen Beines gestreckt bei fixierter Ferse. Kniegelenk des zu dehnenden Beines nach ventral bewegen.

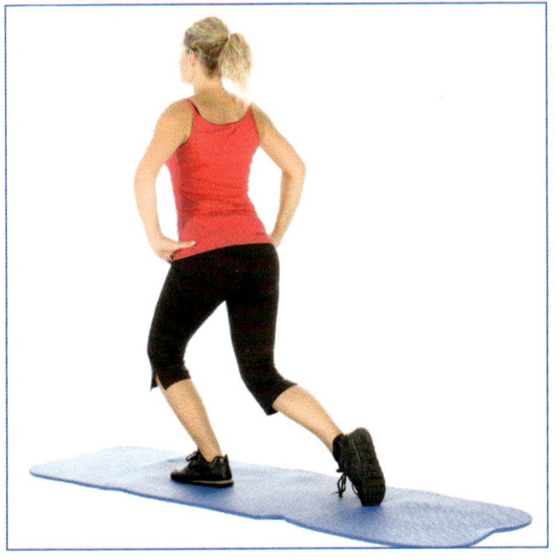

Übung 6
M. Tibialis anterior – Dehnung: Stand

Knie und Hüftgelenk gebeugt und Sprunggelenk gestreckt. Standbeinseite nach vorne bewegen.

18 PRAXISTEIL B: Übungen bei Beschwerden und Instabilitäten

Im B-Teil haben wir Beschwerden oder Verletzungen ausgewählt, die häufig vorkommen. In vielen Fällen sind Insuffizienzen und Instabilitäten durch bestimmte Problematiken entstanden. Beispielsweise kann durch einen Gleitwirbel der LWS diese Instabilität hervorgerufen werden. Gleichzeitig kann diese auch für einen Bandscheibenvorfall verantwortlich sein.

Bei den Grundübungen des A-Teiles wurden absichtlich keine Übungen für die Halswirbelsäule gezeigt. Nur in Ausnahmefällen, wie beispielsweise einer Atlas-/Axis-Instabilität der Halswirbelsäule, sollte man die HWS-Muskeln direkt über den Kopf als Fixationspunkt trainieren. Hier ist viel Erfahrung nötig, weil dieser Bereich sofort sensibel reagiert und es zu Schwierigkeiten kommen kann.

Nachstehend wird gezeigt, wie man bei stabiler Wirbelsäule über die Hüfte und Lendenwirbelsäule, die HWS statisch trainieren kann, ohne dass es zu Irritationen des Nervenkostüms kommt. Dehnungen werden nicht noch einmal gezeigt, weil primär bei Instabilitäten die angrenzenden Muskelgruppen aufgebaut werden sollen. Meistens handelt es sich sowieso um die tiefen oder kleinen stabilisierenden Muskeln. Bei diesen gezeigten Problemfällen ist die Ausweichbewegung und Komplexität größer als bei gesunden Trainierenden. Von daher ist eine 1:1 Betreuung empfehlenswert. Da bei dreidimensionalen Übungen komplexe Muskelgruppen beansprucht werden, sind hier keine Detailzeichnungen vorgesehen. Ein Blick in ein Anatomiebuch ist hilfreich. Legende der Abkürzungen in Kapitel 17 A.

18.1 Die Wirbelsäule (Hals-, Brust- und Lendenwirbelsäule)

a) HWS Instabilität ohne neurologischen Symptome

Grundsätzlich kann eine computergesteuerte Einheit so eingestellt werden, dass in der konzentrischen Phase die Belastung leichter und in der exzentrischen schwerer eingestellt wird. Der Druck auf den Kopf ist in der konzentrischen Bewegung geringer. Die gezeichneten tiefliegenden Muskeln haben antagonistische Funktion. Natürlich werden noch mehr stabilisierende Muskelgruppen beansprucht.

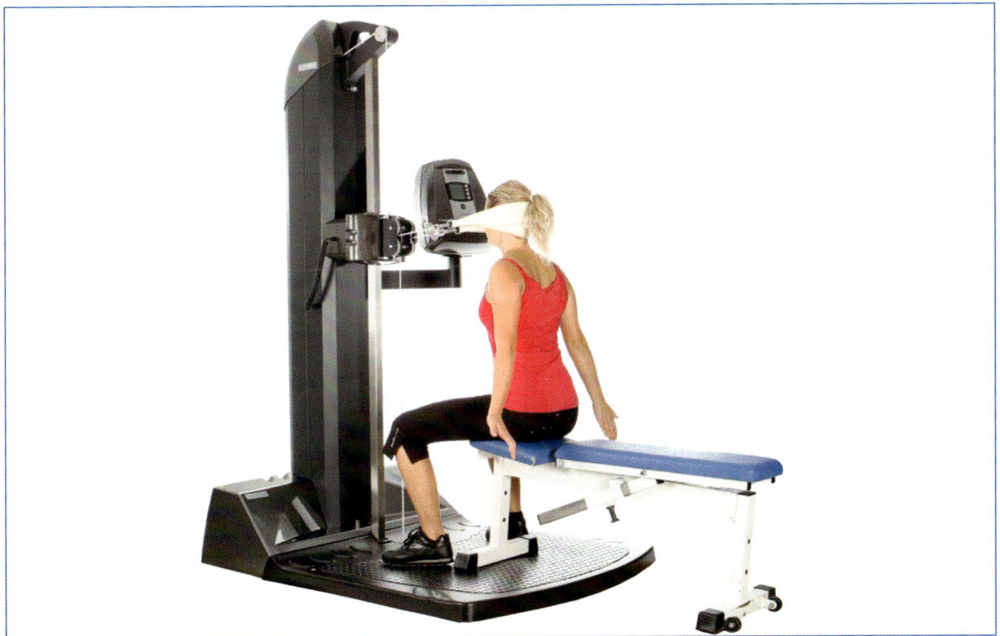

Übung 1
Dorsale Stabilisation/M. spinalis capitis

- AS: I Aufrechter Sitz mit abduzierten Hüftgelenken und aufrechter Haltung. Schultergelenke in AR bei gestreckten Armen
- AS: II HWS in Verlängerung der WS zwischen Flexion und Extension einstellen.
- ES: Wirbelsäule über LWS in kleinen Bewegungen aus Flexion in Extension bewegen.
- **Anmerkung:** Die Bewegung erfolgt ausschließlich über die LWS und die HWS bleibt statisch fixiert. Die tiefen dorsalen Halsmuskeln werden zur Stabilisation in den gesamten Segmenten angeregt. Die Übung sollte nie allein gemacht werden.

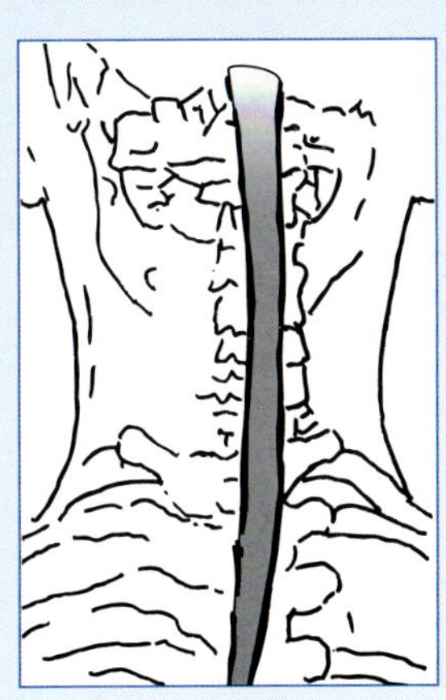

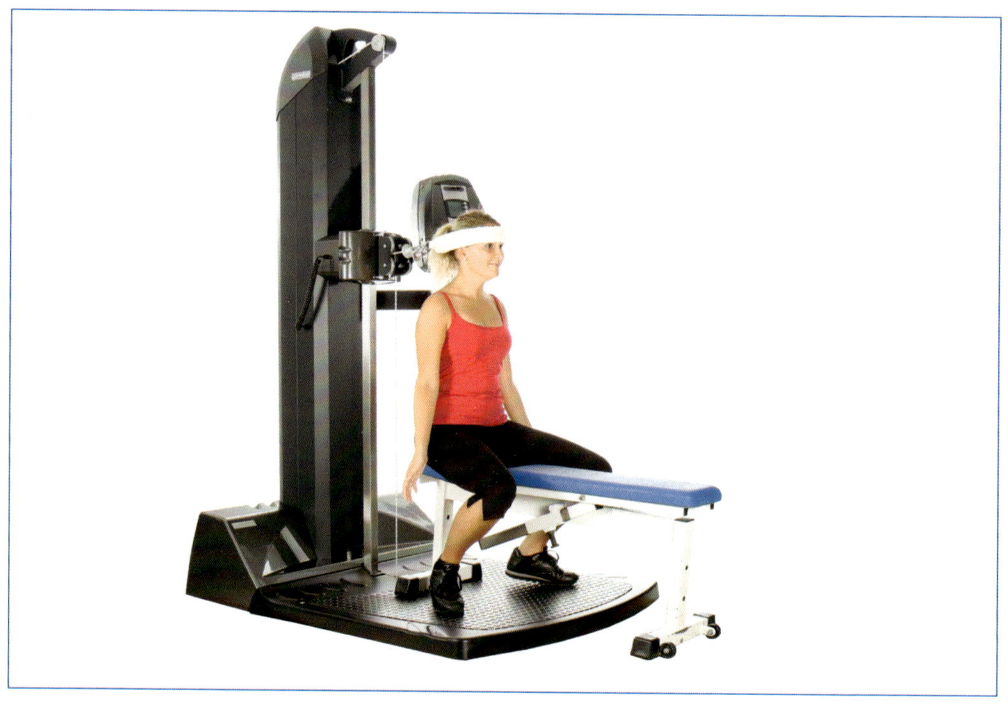

Übung 2
Ventrale Stabilisation / M. longus capitis

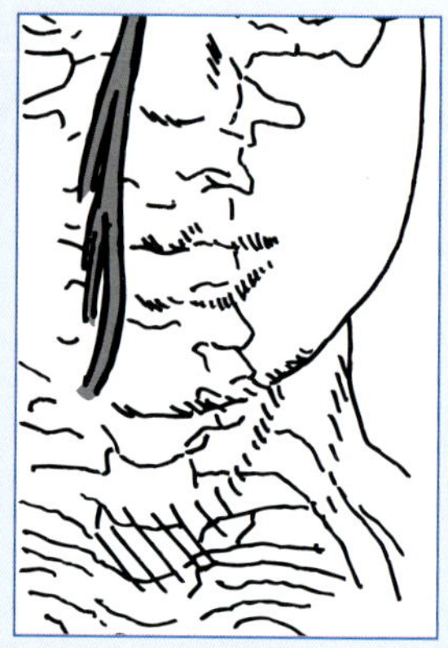

- AS: I Aufrechter Sitz mit abduzierten Hüftgelenken und aufrechter Haltung. Schultergelenke in AR bei gestreckten Armen.

- AS: II HWS in Verlängerung der WS in leichter Flexion und Translation einstellen = leichtes Doppelkinn!!

- ES: Aus Neutralnullstellung der WS aus der LWS in leichte Flexion bewegen.

- **Anmerkung:** Die Bewegung erfolgt ausschließlich aus der LWS über die geraden Bauchmuskeln. Die HWS bleibt statisch fixiert. Die tiefen ventralen Halsmuskeln werden zur Stabilisation in den gesamten Segmenten angeregt. Wegen den möglichen Ausweichbewegungen sollte die Übung nie alleine gemacht und nachkorrigiert werden.

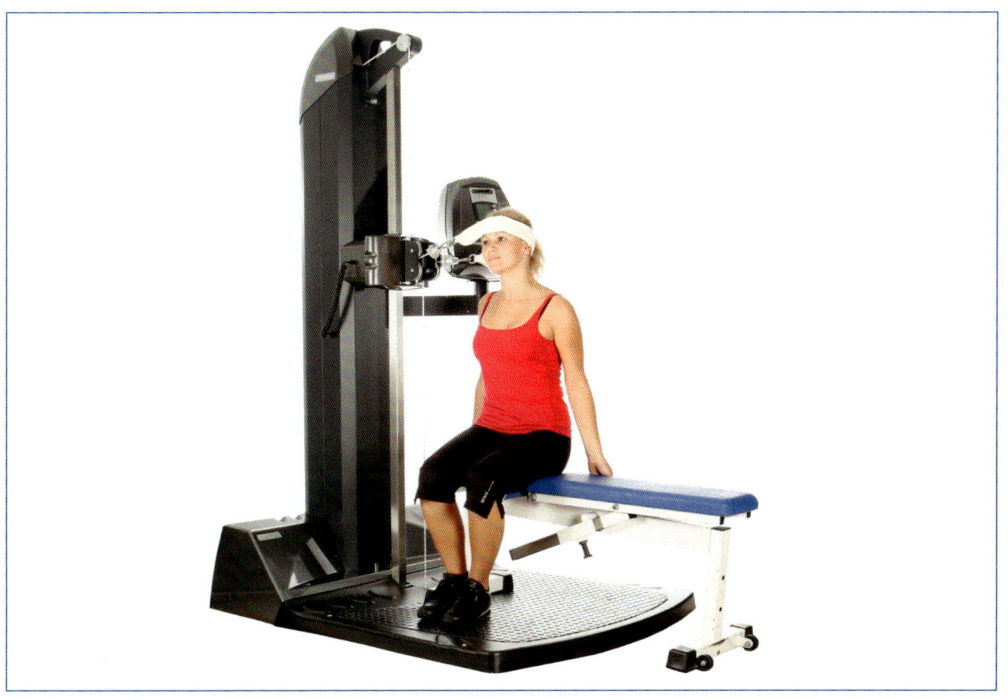

Übung 3
Laterale Stabilisation/M. splenius capitis

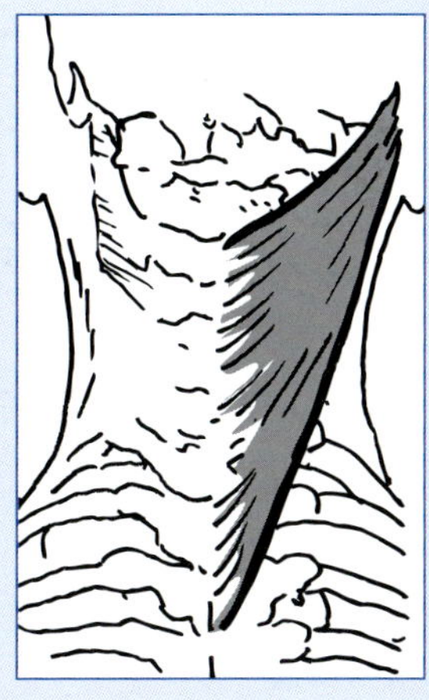

- AS: I Aufrechter Sitz mit abduzierten Hüftgelenken und aufrechter Haltung. Schultergelenke in NEUTRALNULLSTELLUNG oder mit AR, wie auf dem Foto. Je nach Stabilität der Person.

- AS: II HWS zwischen Flexion und Extension einstellen.

- ES: Bei fixierter HWS/BWS/LWS erfolgt kleine Seitneigung der LWS ausgehend von der Mittelachse des Körpers und zurück!

b) BWS Instabilität ohne neurologischen Symptome

Grundsätzlich sind die Übungen aus dem Kapitel A der BWS wichtig und hilfreich. Bisher wurden die Rotation und die Extension isoliert gezeigt, im Kapitel B dienen dreidimensionale Übungen jedoch als Ergänzung. Die Intensität darf deshalb nicht zu hoch sein, weil die Bewegungskoordination sonst nicht erfüllt wird. Mehr Wiederholungen bei leichter Belastung sind effektiver.

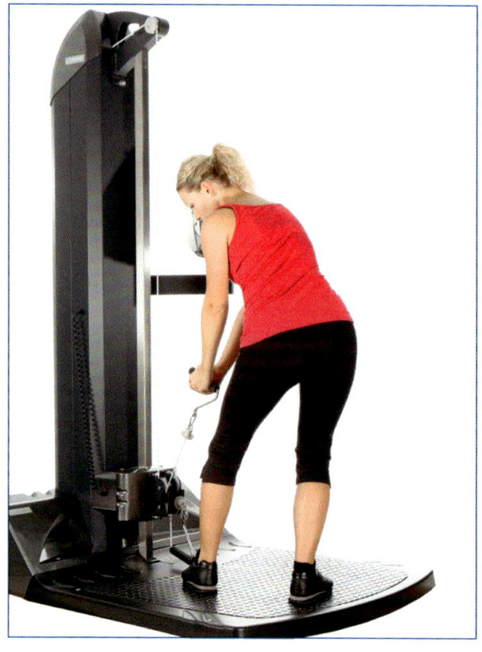

Übung 1
BWS Stabilisation: Rotation aus Flexion

- AS: Stabiler Stand und Rotation beispielsweise zur linken Seite der BWS mit Brustkyphose. Arme beidhändig greifen.

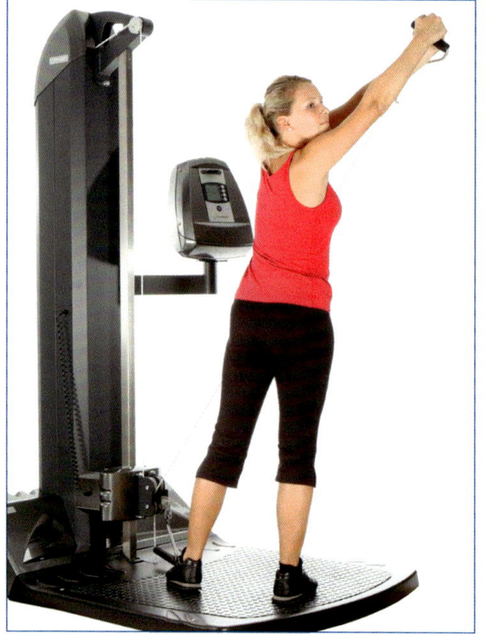

- ES: Aus Rotation und Kyphose links in Rotation nach rechts und Extension.

- **Anmerkung:** Seil kommt von links unten.

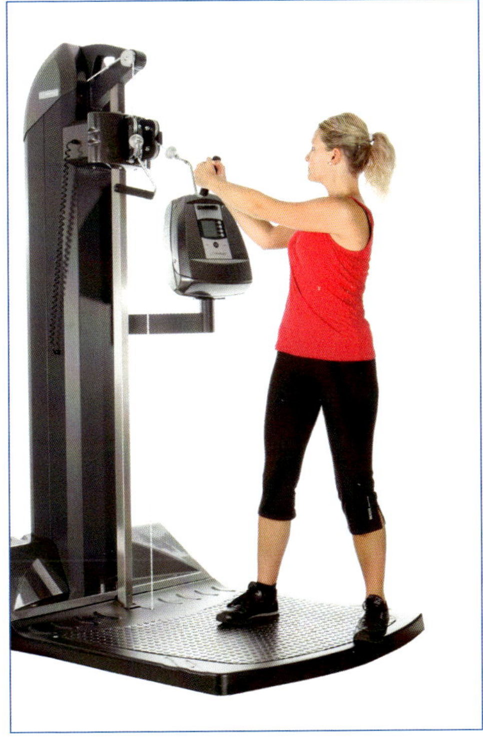

Übung 2
BWS Stabilisation:
Rotation aus Extension

- AS: Stabiler Stand und Rotation beispielsweise aus der rechten Seite in Extension. Arme beidhändig greifen.

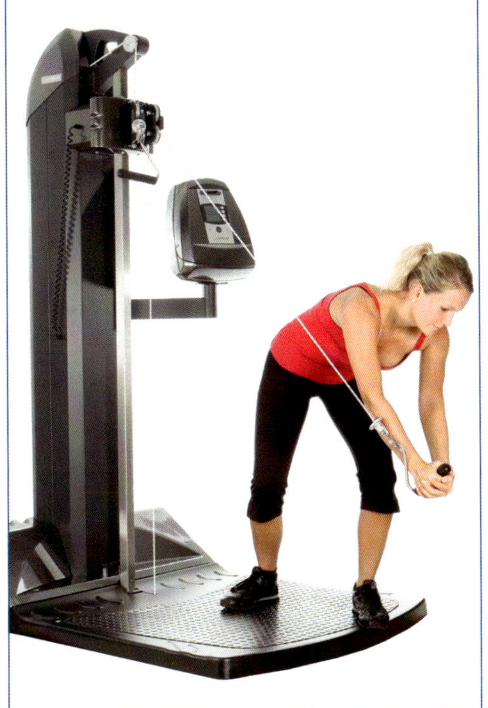

- ES: Aus Rotation und Extension rechts in Flexion und Rotation nach links mit Brustkyphose.

- **Anmerkung:** Seil kommt von rechts oben.

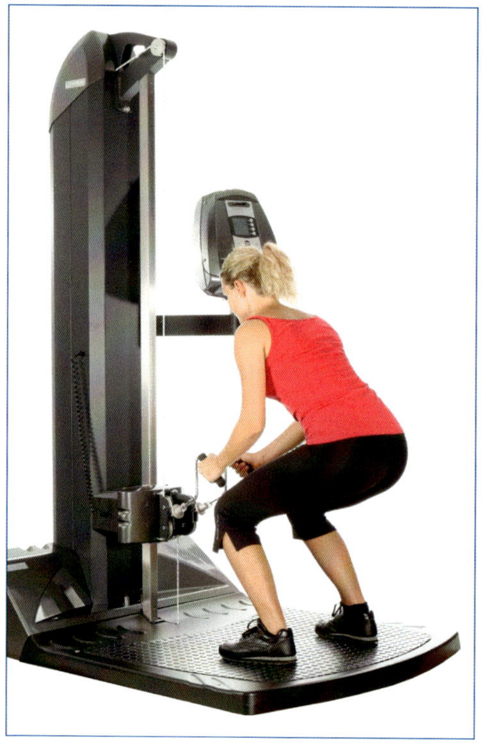

Übung 3
BWS Stabilisation: Achsiale Flexion in Extension

- AS: Kniehocke bis 90 Grad Beugung des Kniegelenkes. BWS in maximal möglicher Kyphose. Arme im Ellbogengelenk leicht gebeugt und leicht in IR vor dem Körper eingestellt.

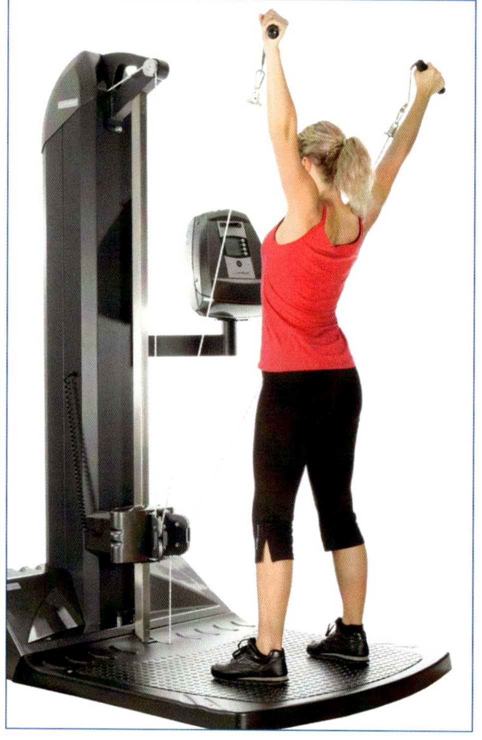

- ES: Gleichzeitig aus der flektierten Position die WS und Beine in die maximale Streckung bringen. Arme in AR nach hinten oben bewegen und BWS/LWS in Extension bringen.

- **Anmerkung:** Diese Koordinationsübung erfordert eine zeitlich optimal abgestimmte Bewegung in allen beteiligten Gelenken und der Wirbelsäule.

c) LWS Instabilität ohne neurologische Symptome

Als Ergänzung gelten hier die Übungen aus dem Kapitel A. Der Gegenspieler, die Bauchmuskulatur, ist nicht zu vergessen. Auch Personen mit instabiler LWS und Bandscheibenproblemen können die gezeigten Übungen ausführen. Da die LWS gegenüber der BWS nur geringe Rotationen zulässt und diese auch oft zu Problemen führen können, ist es ratsam in der Körperachse zu bleiben. Der Abstand von L1 bis L5 ist geringer als der der BWS mit seinen 12 Wirbelkörpern. Entsprechend sollte der LWS-Bereich gut gekräftigt werden.
EMG-Messungen haben ergeben, dass das Beinrückheben für den unteren Rückenstreckers auch sehr effektiv ist (Boeckh-Behrens & Buskies, 2001, S. 158).
Der Seilzug hat in dieser Position den weiteren Vorteil, dass bei instabiler LWS und Bandscheibenproblemen keine Ausweichbewegungen vorkommen dürfen, und deshalb gefahrlos geübt werden kann.

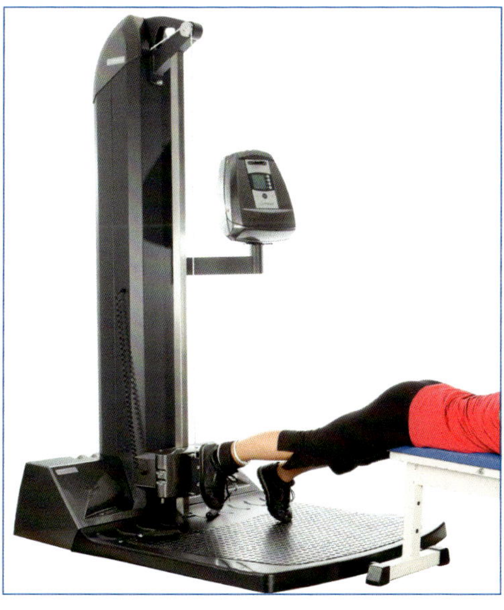

Übung 1
LWS Instabilität: Beinrückheben einbeinig mit Endkontraktion in BL

- AS: In Bauchlage Hüfte und Beine gestreckt. Flach auf Arme abstützen. Position ist erhöht weil Seil von unten kommt.

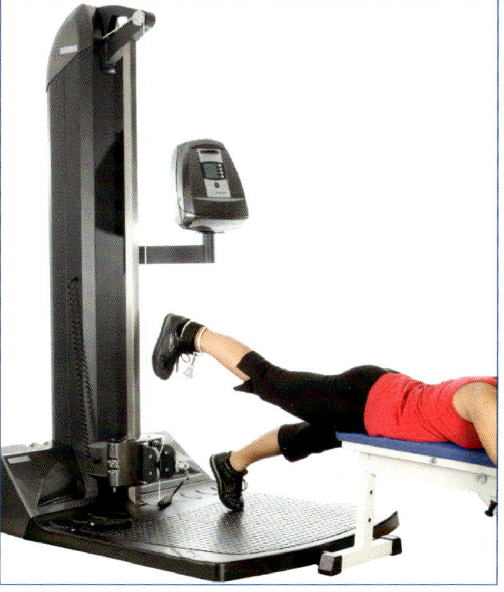

- ES: Ein Bein soweit in Extension bringen, bis LWS maximal angespannt ist. Eine Endkontraktion soll erreicht werden.

- **Anmerkung:** Siehe Anmerkung bei Übung 2 der LWS.

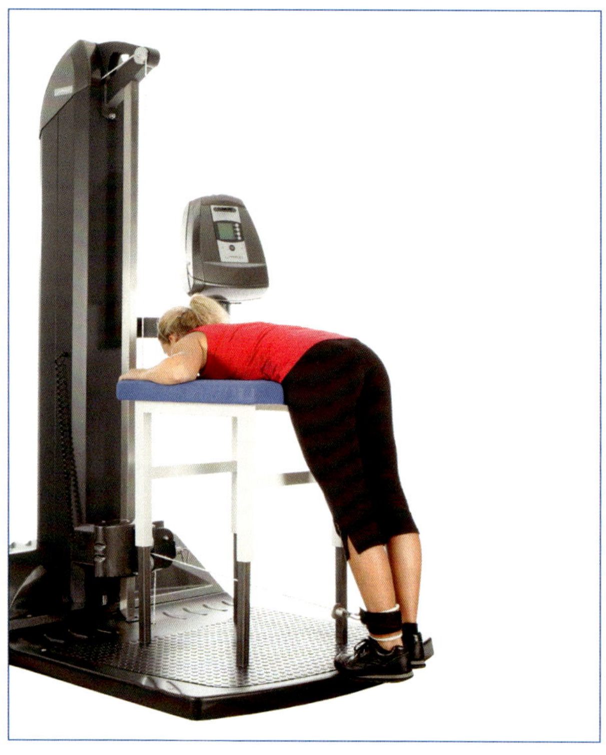

Übung 2
LWS Instabilität: Einbeinextension in Bauchlage

- AS: Ein Bein in Hüfte 90 Grad abgestellt, im Kniegelenk gestreckt.

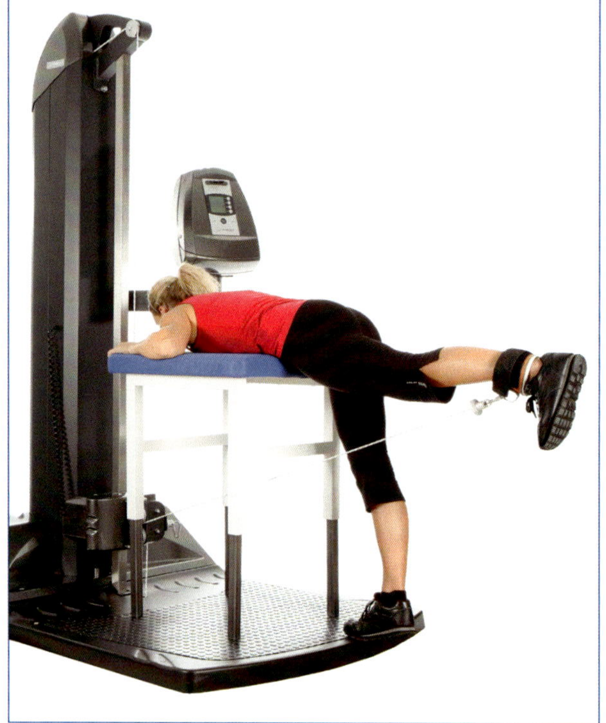

- ES: Spielbein gestreckt in maximale Extension bringen.

- **Anmerkung:** Mit Seilzugübungen ist die Belastung nur mit Hüfteinsatz möglich, da der Fixierungspunkt nicht direkt an der LWS sein kann. Diese Übung kann am besten an einem Winkeltisch ausgeführt werden.

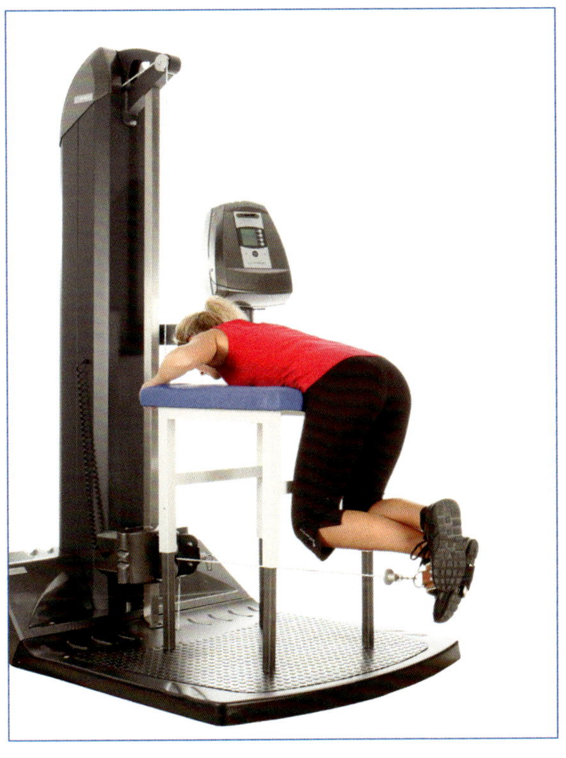

Übung 3
LWS Instabilität: LWS Extension in Bauchlage

- AS: Beine in Hüft- und Kniegelenk 90 Grad anwinkeln.

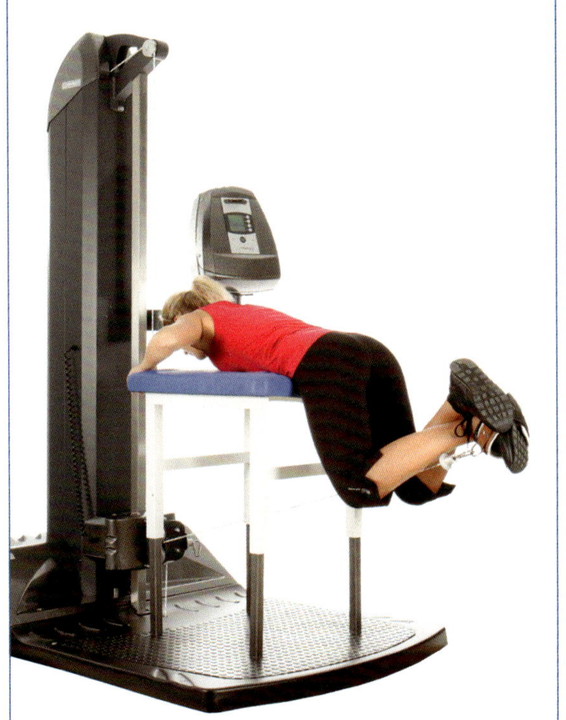

- ES: Bei fixiertem Hüft- und Kniegelenk aus der LWS aufrollen.

- **Anmerkung:** Damit man zu Beginn der Bewegung nicht schon in der Endstellung fixiert ist, muss die LWS in Flexion gebracht werden. Die Manschetten sind an der Fußsohle befestigt; das Seil kommt von vorne unten.

18.2 Die Skoliose

Darunter versteht man eine seitliche Abweichung der Wirbelsäule von der Normalform. Oft sind diese Abweichungen kombiniert mit einer Rotation und Rippenbuckel und Lendenwulst. In Abhängigkeit von der Lokalisation unterscheidet man thorakale, lumbale, thorakolumbale und kombinierte Skoliosen. Vorgestellt wird die einfache Haltungsabweichung der BWS und LWS, auch C-Skoliose genannt. Meist ist auch eine leichte ventrale Rotation vorhanden. Das Ziel ist, in die normale Achse zu kommen so dass auch die Übungen der BWS/LWS, entsprechend der betroffenen Seite, eingebaut werden können. In unserem Beispiel ist die Abweichung nach links und Drehung nach rechts vorne vorgestellt. Auch bei der Skoliose die Schrägen Bauchmuskeln nicht vergessen. Bei der Seitneigung wird primär der M. quadratus lumborum trainiert.

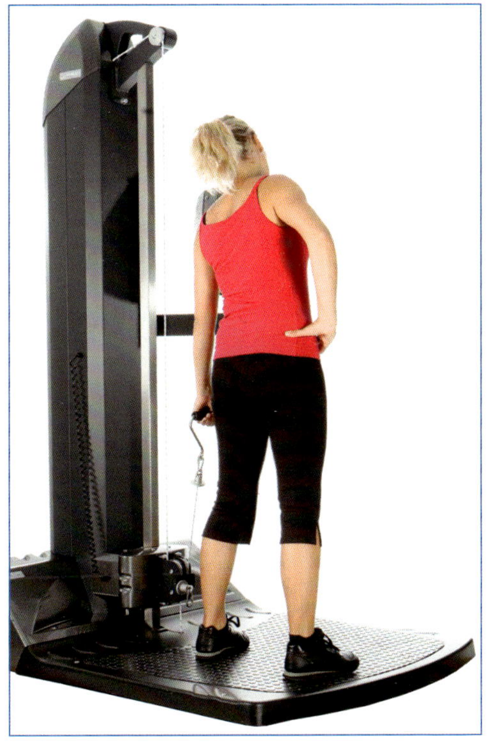

Übung 1
C-Skoliose mit Abweichung nach links: Seitneigung nach rechts

- M. quadratus lumborum

- M. multifidus lumborum u. a. im LWS Bereich. M. ischiocruale im Hüftbereich.

- AS: Gerade stabile Haltung in Becken und Wirbelsäule. Linker Arm greift mit gestreckten und leicht abduzierten Arm den Seilgriff. **Man lässt sich leicht zur gleichen Seite ziehen um eine Vordehnung der Gegenseite zu bekommen.**

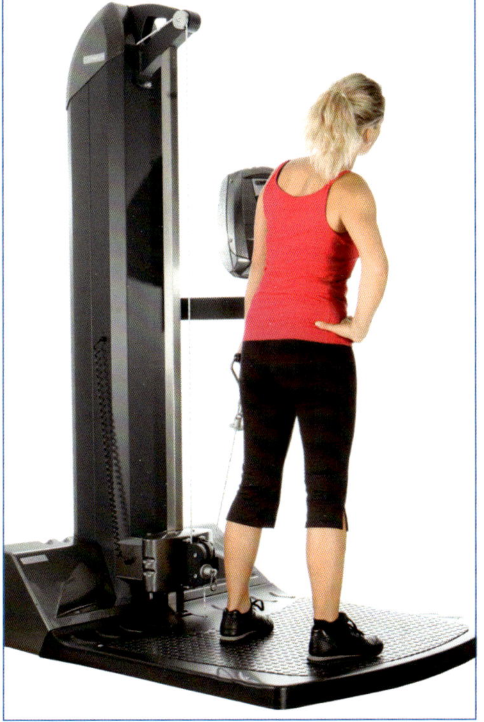

- ES: Aus Lateralflexion links aufrichten der Wirbelsäule nach rechts bis zur Körpermittelachse.

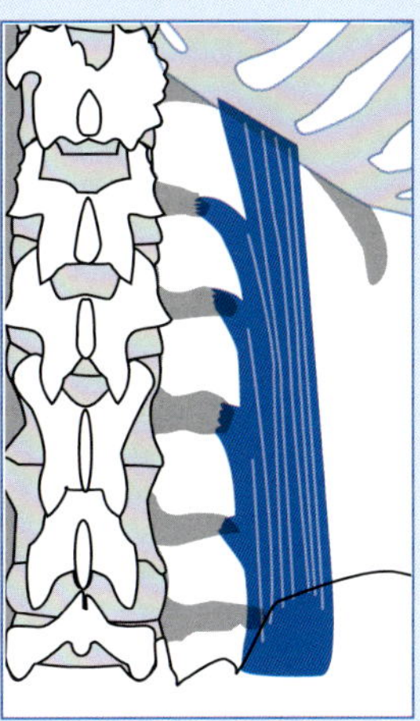

- **Anmerkung:** Die Bewegung darf nur aus der Wirbelsäule kommen, breitbeiniger Stand gewährleistet stabile Haltung.

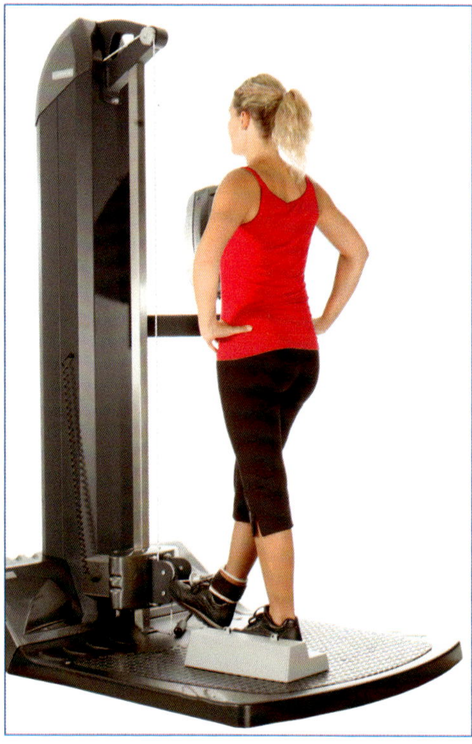

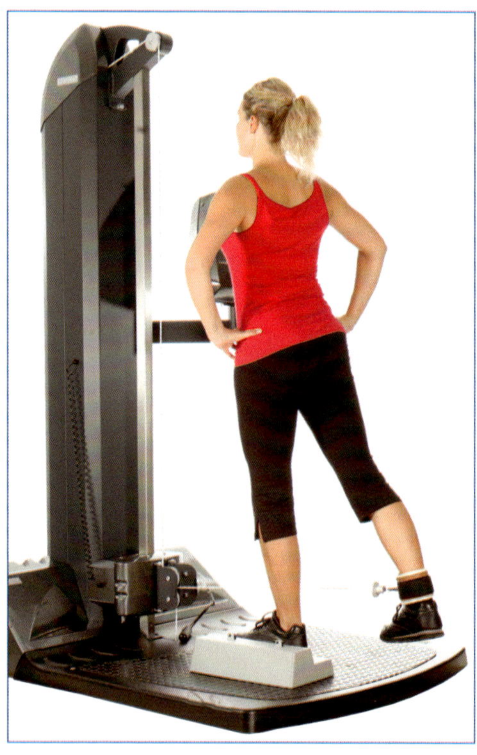

Übung 2
C-Skoliose mit Rotation nach rechts ventral: Extension rechts dorsal

- AS: Gerade stabile (leicht vorgebeugte) WS. Spielbein RECHTS ca. 1 Fußlänge nach vorne einstellen. Standbein leicht erhöht. Gegebenenfalls mit Halt an zwei seitlich aufgestellten Bänken und hochgestellter Lehne.

- ES: Spielbein RECHTS ca. 1 Fußlänge in Extension bewegen.

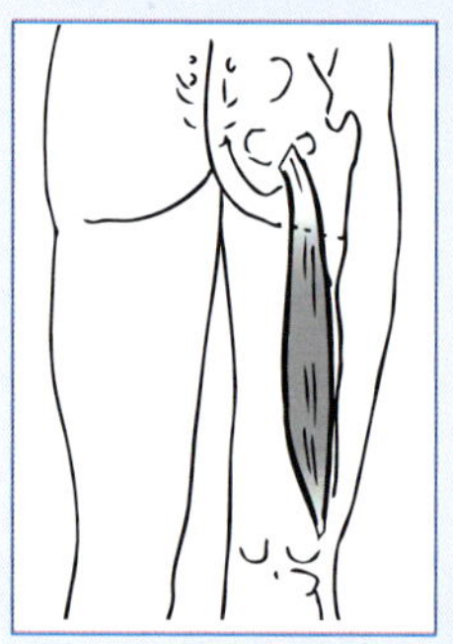

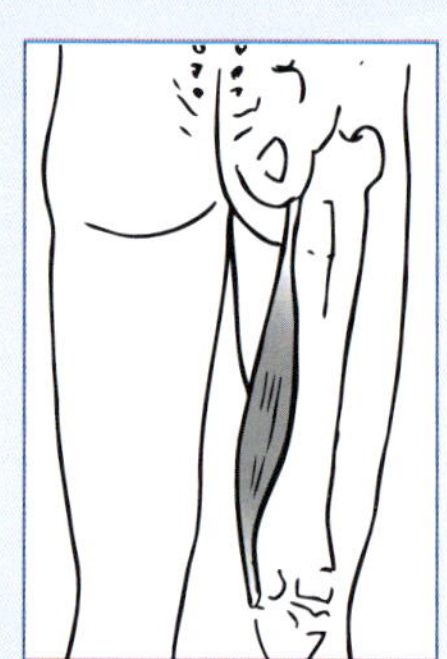

- Trainiert werden in der Rotation die kleinen Rückenmuskeln.

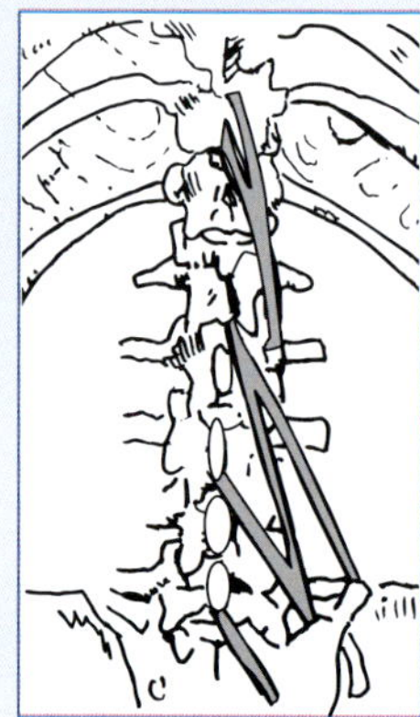

18.3 Instabiles Schultergelenk mit Luxationstendenz

Beim instabilen Schultergelenk handelt es sich um ein muskulär bzw. ligamentär nur insuffizient stabilisiertes Schultergelenk, d. h. der Kapsel-Bandapparat und der zugehörige Muskelmantel ist schwach ausgeprägt. Die primär zu trainierenden Muskelgruppen sind die Rotatorenmanschettenmuskeln, sie halten den Oberarmkopf in der Pfanne. Dazu die Schulterblatt- und Schultermuskeln sowie die Oberarmbeuger und -strecker. KONTRAINDIZIERT: Die luxationsgefährdete Stellung in 90 Grad Abduktion und maximale Außenrotation in Kombination. Dies sind beispielsweise die Butterflymaschine oder ähnliche Übungen.

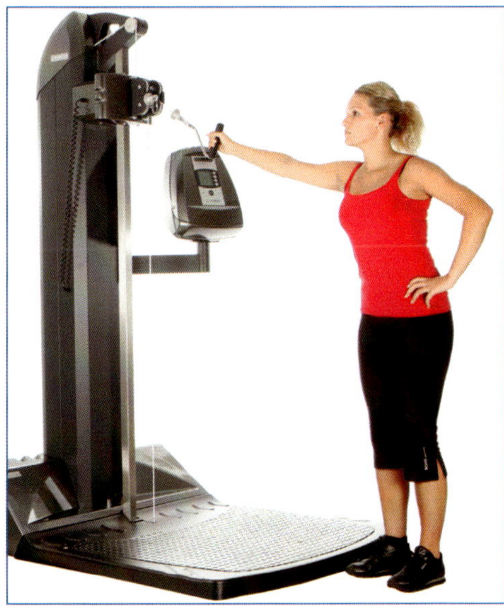

Übung 1
Instabiles Schultergelenk: Zentrieren

- AS: Gerade stabile Haltung und ca. 45 Grad zu Frontalebene stehend. Übungsarm ist gestreckt und abduziert.

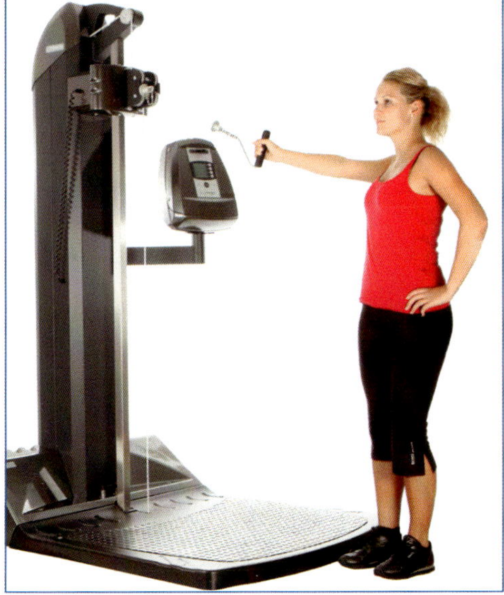

- ES: Oberarm gestreckt in die Gelenkpfanne bewegen (zentrieren).
- **Anmerkung:** Beide Seiten der Rotatorenmanschette (siehe Innen- und Außenrotation) werden beansprucht. Die Einstellung in Abduktion trainiert auch den M. supraspinatus. Allerdings führt eine Überbeanspruchung dieses Muskels durch Schultertraining oder Überkopfarbeit zu Sehnenreizungen. Bei 90 Grad Abduktion hat das Schultergelenk eine natürliche Engstelle, die durch eine Reizung den Schleimbeutel entzünden lässt und dies zu weiteren Problemen führt – beispielsweise dem Impingement.

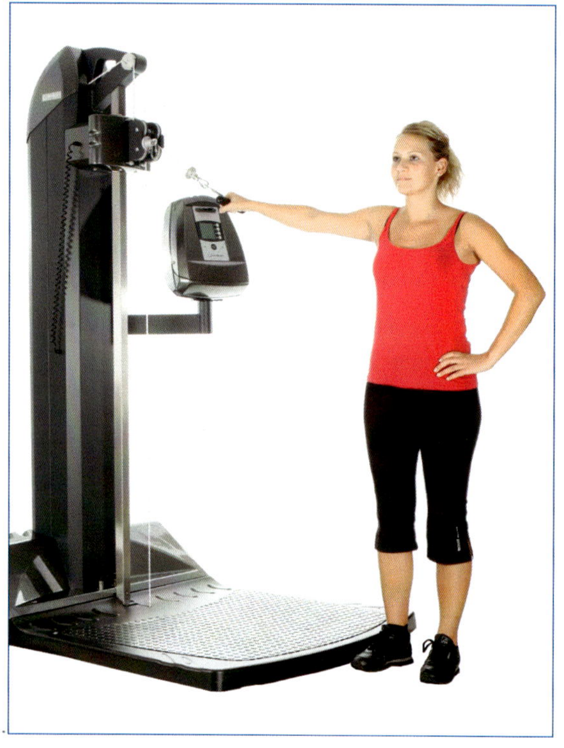

Übung 2
Instabiles Schultergelenk: Adduktion

- AS: Gerade stabile Haltung. Leichte Drehung zur Frontalebene. Arm gestreckt in Abduktion einstellen.

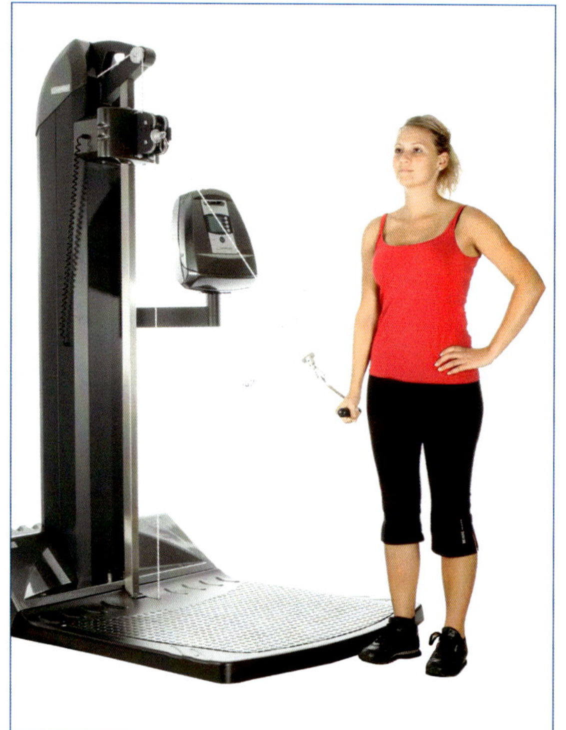

- ES: Übungsarm in Adduktion zur Hüfte bewegen.

- **Anmerkung:** Die Muskelbeanspruchung ist anteilig der M. Latissimus und M.pectoralis.

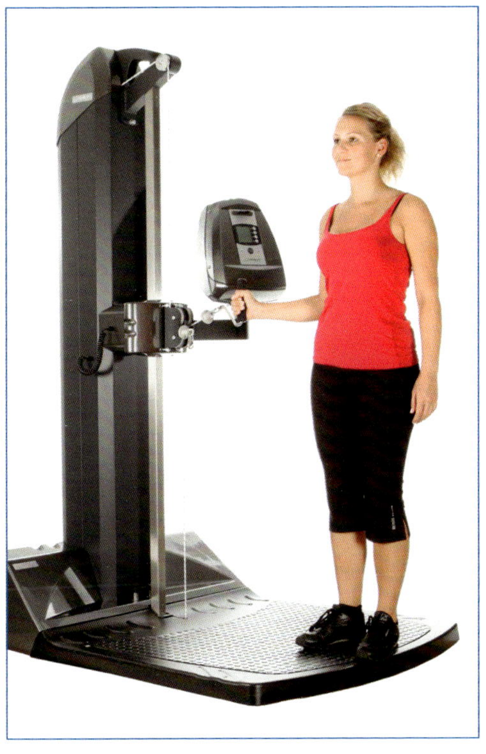

Übung 3
Instabiles Schultergelenk: Innenrotation

- AS: Gerade stabile Haltung. Arm an den Körper fixiert und Ellbogengelenk 90 Grad gebeugt. Arm in leichte Außenrotation einstellen.

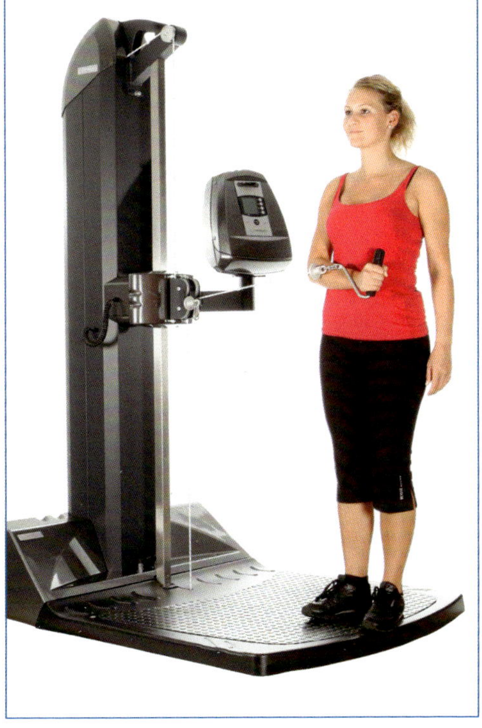

- ES: Arm maximal nach innen rotieren.

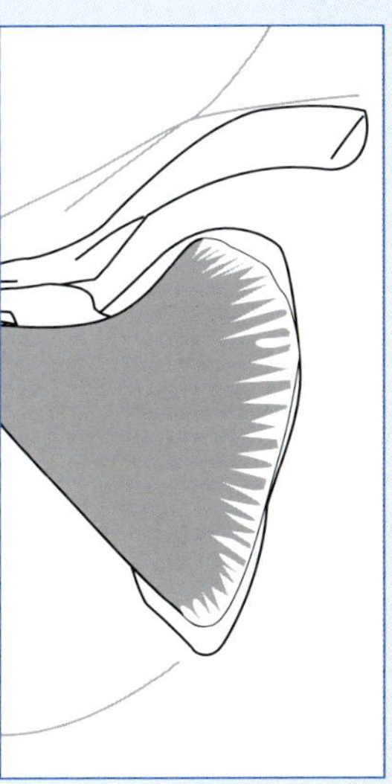

- **Anmerkung:** Da der Arm durch das Seil in AR exzentrisch gezogen wird, darf die AR nur minimal sein. Trainiert wird primär der M. subscapularis.

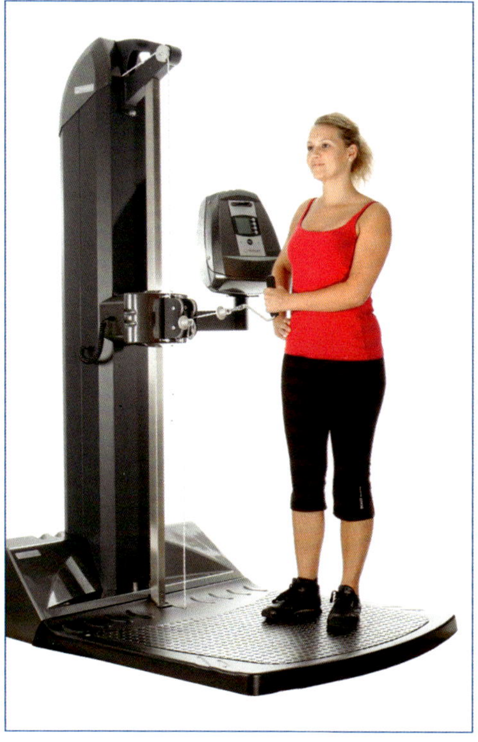

Übung 4
Instabiles Schultergelenk: Außenrotation

- AS: Gerade stabile Haltung.
  Arm an den Körper fixiert und Ellbogengelenk 90 Grad gebeugt. Arm in maximale Innenrotation einstellen.

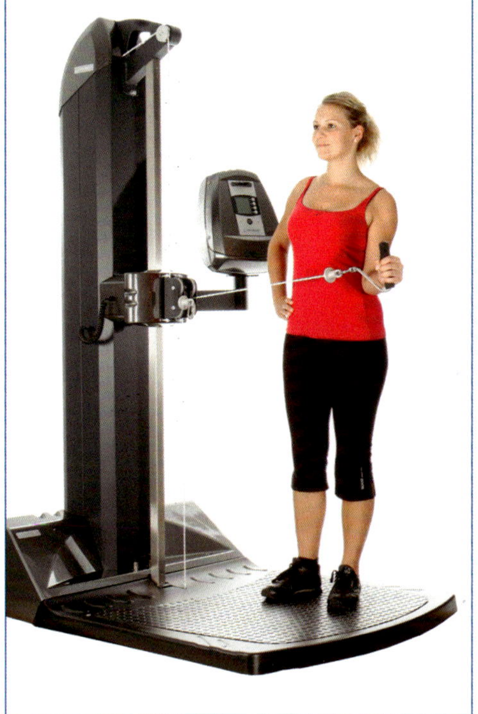

- ES: Arm in Außenrotation bewegen.

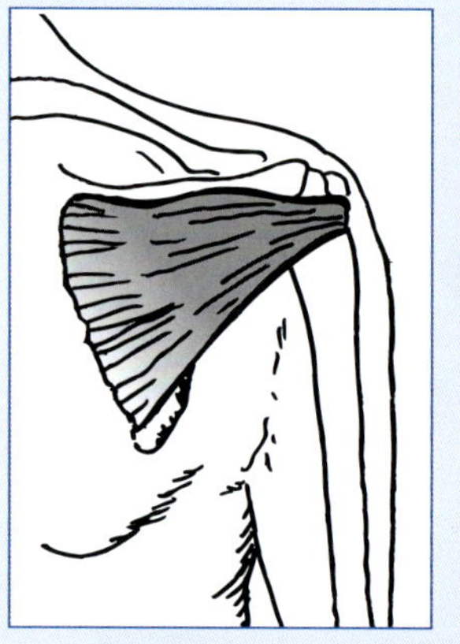

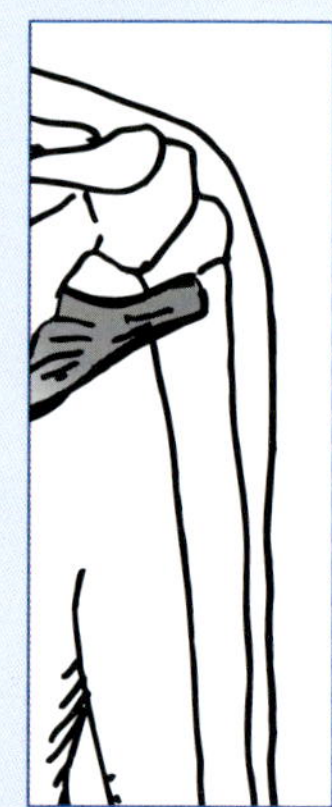

- **Anmerkung:** Da hier der Arm in die Innenrotation gezogen wird, kann der Bewegungsradius größer sein. Trainiert wird primär der M. infraspinatus mit M. teres minor.

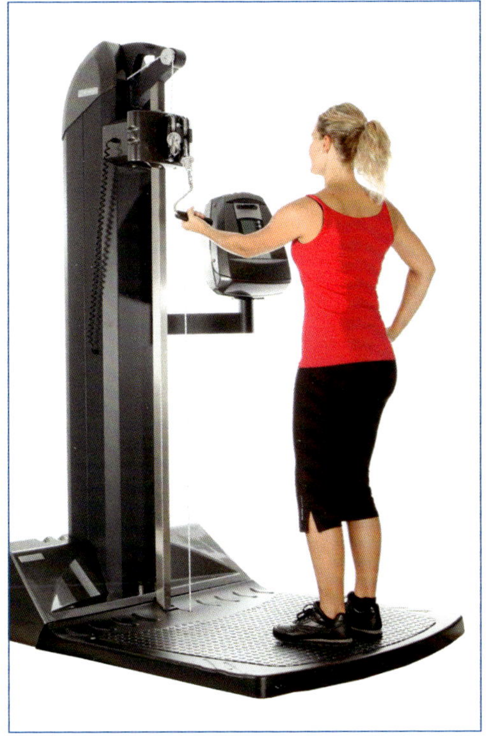

Übung 5
Instabiles Schultergelenk: PNF-Pattern

- AS: Gerade stabile Haltung. Arm in Anteversion und leicht gebeugten Ellbogengelenk in AR und Supination.

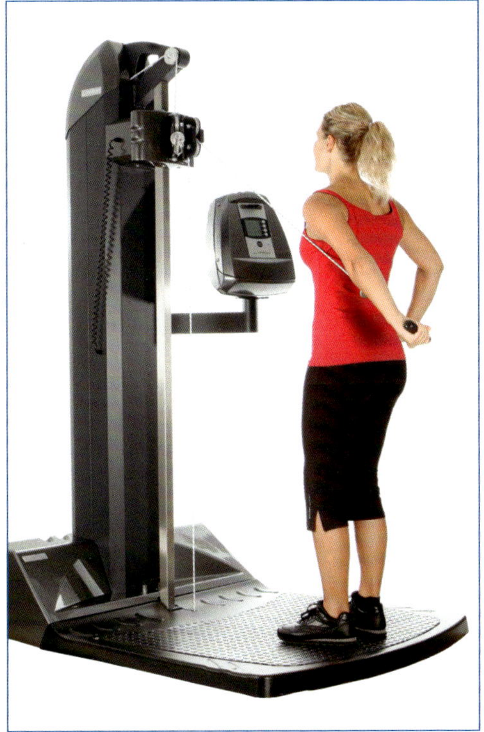

- ES: Arm in Retroversion gestreckt in IR und Pronation.

- **Anmerkung:** Koordinativ trainiert wird die Gesamtbewegung fast aller Muskelgruppen, die den Oberarmkopf zentrieren.

- **Anmerkung:** PNF bedeutet die Methode der Propriozeptiven Neuromuskulären Fazilitation (PNF) und kommt aus der Neurologie. Diese Koordinationspattern sind Übungen, die das Zusammenspiel von Agonist, Antagonist und Synergist der zu beübenden Muskelketten verbessern und somit das Gelenk stabilisieren. Nach der Logik der Propriozeptiven Neuromuskulären Fazilitation stellt das agonistische Bewegungsmuster die optimale Dehnung der jeweiligen antagonistischen Synergistengruppe dar (Einsingbach, 1988, S. 15). In dieser Hinsicht gibt es in der Krankengymnastik viele verschiedene PNF-Pattern die wirkungsvoll sind.

18.4 Die Hüftgelenkinstabilität und beginnende Coxarthrose

Ein instabiles Hüftgelenk kann nach längerer Ruhigstellung, einer Operation oder einem knöchernen Bruch vorkommen. Der atrophierte Muskelmantel und die meist gestörte Koordination um das Gelenk muss wieder aufgebaut und die Beweglichkeit erhalten und verbessert werden. Im Laufe der Zeit besteht, bei einer beginnenden arthrotischen Veränderung des Gelenkes, ein Defizit in der Kraft und Koordination, sowie der Beweglichkeit. Das typische Anzeichen für Arthrose ist die eingeschränkte Beweglichkeit in der Hüfte (z. B. IR, AR und Abduktion, in dieser Reihenfolge). Bei einer Hüftgelenkinstabilität wiegt der Schwerpunkt primär in der Kraft und Koordination. Die Beweglichkeit ist dem individuellen Ausmaß anzupassen. Bei sehr instabilen Hüftgelenken kommt es vor, dass der Oberschenkelhals aus der Hüftpfanne luxiert. Meist passiert dies in den Bewegungsrichtungen der Adduktion über die Körpermittelachse und Außenrotation, (beispielsweise wenn ein Bein im Sitzen übereinander geschlagen wird).
Im Training sind solche Bewegungen zu vermeiden, ebenso permanente Übungen im Stand bei Coxarthrose, weil das ganze Körpergewicht darauf lastet.

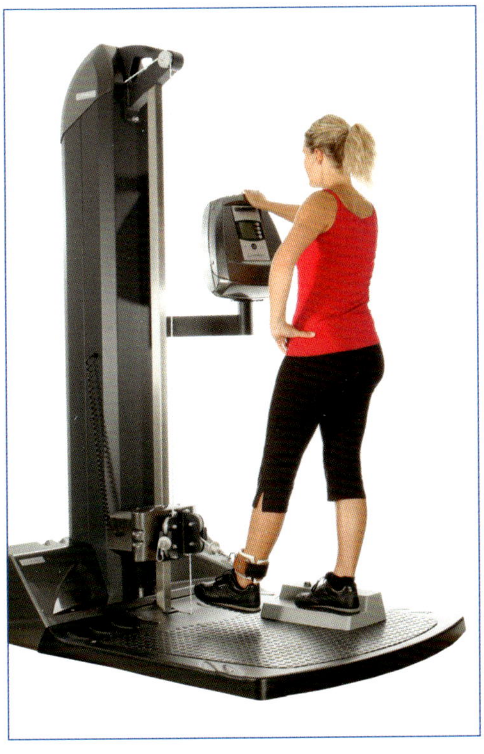

Übung 1
Zentrieren im Stand

- AS: Stabiler Stand mit Halte. Standbein erhöht und gestreckt. Spielbein gestreckt in leichter Abduktion, Flexion und AR einstellen.

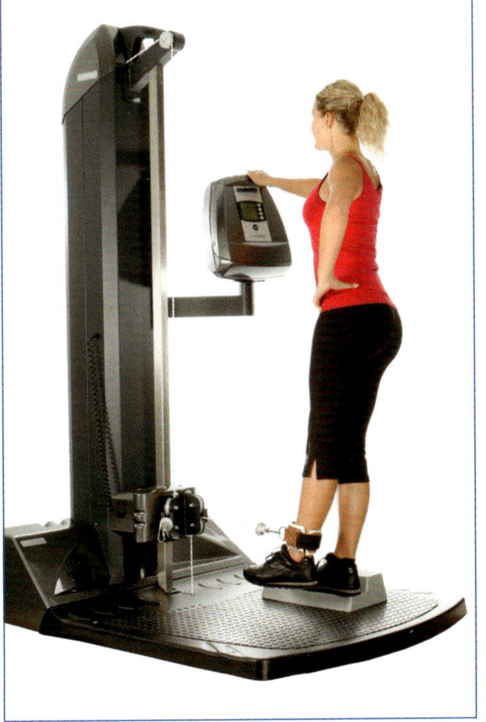

- ES: Spielbein in die Gelenkpfanne bewegen.

- **Anmerkung:** Bei einer Arthrose kann der Zug des Seilzuges exzentrisch höher sein damit es auch zu einer Traktion kommt. Bei der Instabilität ist dies nicht nötig. Beide Seiten werden beübt, somit wird jede Seite Spiel- und Standbein.

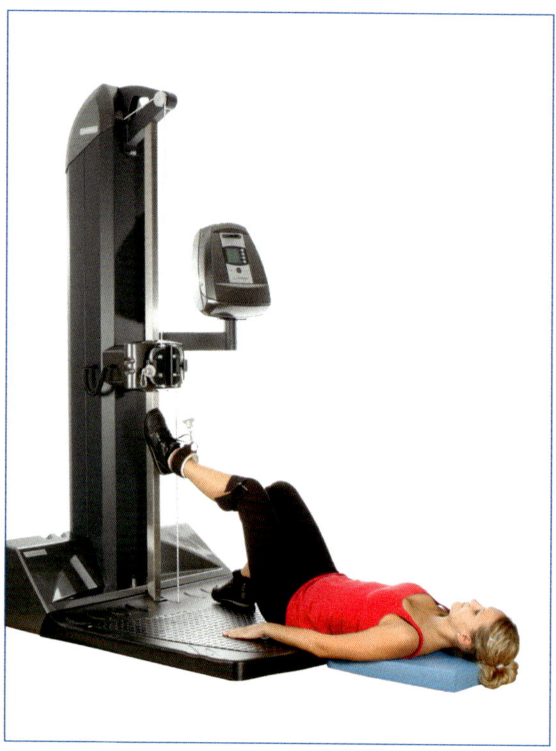

Übung 2
Zentrieren Rückenlage in Extension

- AS: RL gebeugtes Spielbein in leichter AR einstellen und dann Gegenbein gebeugt abstellen.

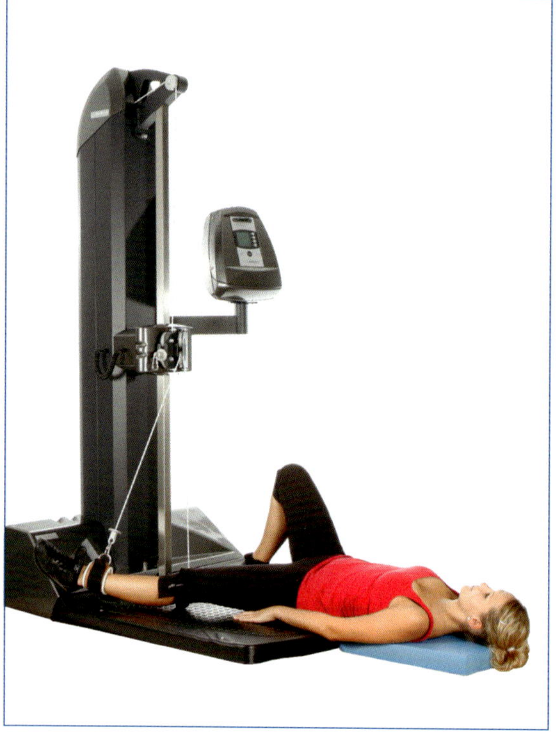

- ES: Spielbein in die Gelenkpfanne mit Extension und Neutralnullstellung des Gelenkes bewegen.
- **Anmerkung:** Siehe Anmerkung bei Übung 1.

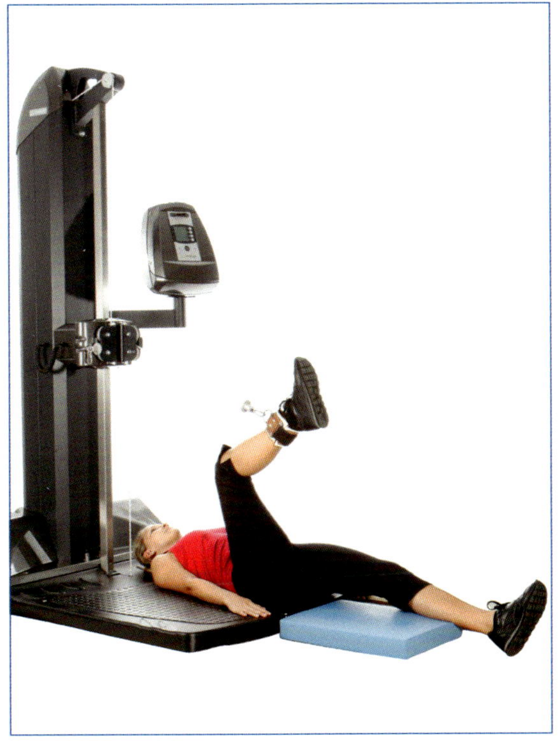

Übung 3
RL aus Flexion Knie/ Hüftgelenk in Extension

- AS: RL Spielbein in Hüft- und Kniegelenk gebeugt. Gegenbein gestreckt.

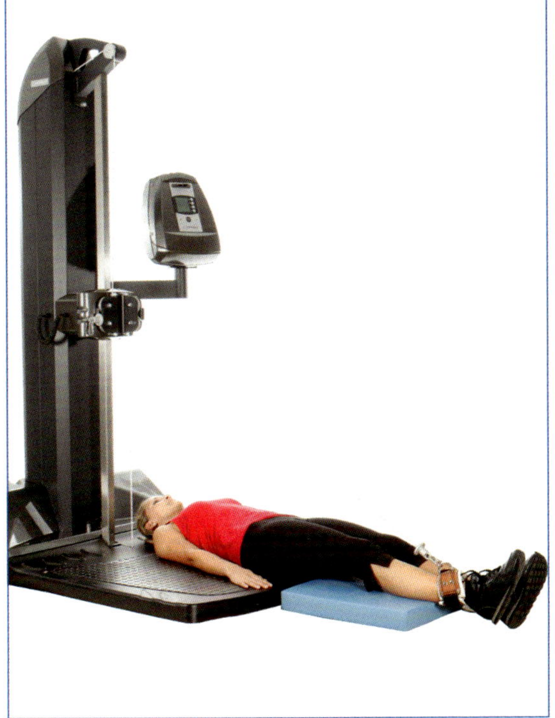

- ES: Spielbein in Hüft- und Kniegelenk in Extension bewegen.

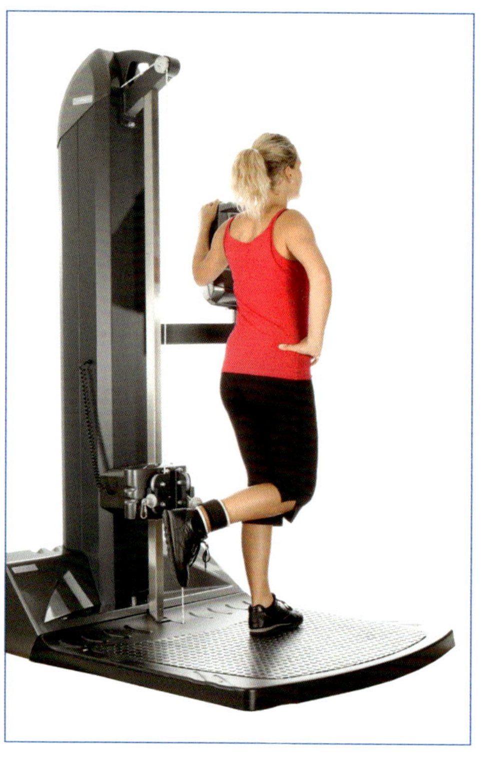

Übung 4
IR im Stand

- AS: Einbeinstand gestreckt. Spielbein in der Hüfte gestreckt und im Kniegelenk 90 Grad gebeugt. Spielbein nach Innen einstellen = Außenrotation. Seil kommt von innen.

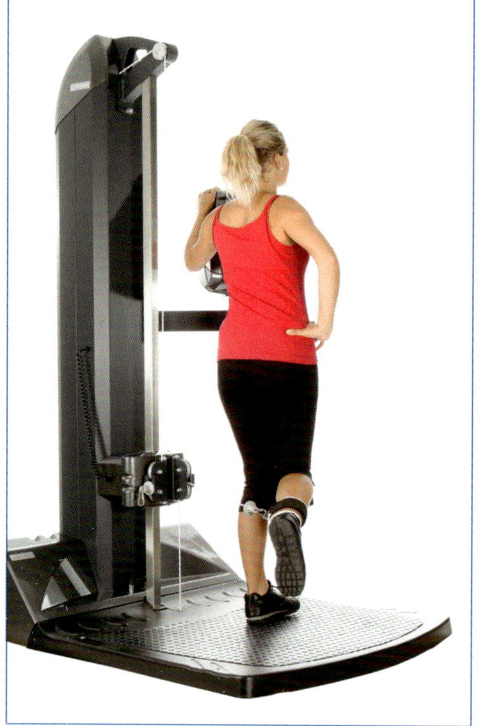

- ES: Spielbein nach außen bewegen um die Innenrotation einzuleiten.

- **Anmerkung I:** Diese Übung verbessert die Innenrotation bei Arthrose.
  Bei einer Instabilität wird somit durch das Training in IR das Hüftgelenk zusätzlich zentriert. Da beide Seiten trainiert werden, kommt es auf der Standbeinphase zur Aufrichtung des Beckens und Beanspruchung des Übergangs M. Gluteus und Traktus Iliotibialis der für die Kniegelenksicherung in der Standbeinphase zuständig ist. Zusätzlich sollten die Grundübungen des A-Kapitels nicht vernachlässigt werden.

- **Anmerkung II:** Wegen der Scherwirkung bei der Belastung des Kniegelenkes auf Grund der Einstellung, sind geringere Intensitäten besser.

18.5 Das Kniegelenk - Instabilität nach vorderen Kreuzbandriss

Eine Ruptur des vorderen Kreuzbandes bewirkt, dass der Unterschenkel gegenüber dem Oberschenkel nach vorne instabil ist. Diese Instabilität ohne vorderes Kreuzband bewirkt eine vordere Schublade. Diese Schublade kann nur aktiv durch den Muskelmantel gesichert werden. Passiv erfolgt eine Operation mit einer Kreuzbandplastik. Wird keine Operation vorgenommen, ist die Instabilität also dauernd vorhanden, muss mit einem Muskel- und Koordinationstraining stabilisiert werden. Hierbei ist zu vermeiden, dass diese vordere Schublade provoziert wird. Dies ist der Fall, wenn im offenen System, also kontraindiziert, trainiert wird. Primär ist zu beachten, dass das Training in der geschlossenen Kette stattfindet. Das gilt sowohl mit als auch ohne Operation.
Ursachen eines Kreuzbandabrisses können Fremdeinwirkungen im Spiel oder Trauma nach einem Skiunfall durch Scherkrafteinwirkung sein. Durch Training der antagonistischen Muskelgruppe wie Beinbeuge- und Hüftstreckmuskulatur wird die vordere Schublade gesichert. Mit gestrecktem Kniegelenk kann bei kurzem Hebel der M. rectus femoris über die Hüfte trainiert werden. Bei O- oder X- Beinstellung sind zur Vermeidung von Scherkräften auf den inneren und äußeren Kniegelenksanteil kurze Hebel zu empfehlen. Das Training an Seilzügen unter Berücksichtigung des geschlossenen Systems erfordert für den M. Quadrizeps Fußsohlenkontakt! Nicht zu vergessen sind Koordinationsübungen zur Verbesserung der Propriozeption. Die Koordinationsübungen für den Bereich Knie- und Sprunggelenk als zusammenhängende Einheit, können aus dem Kapitel 18.6 durchaus übernommen werden. Es werden nur Koordinationsübungen gezeigt, die mit Seilzugübungen gemacht werden können. Das Lernfeld von koordinativen Übungen ist selbstverständlich weitreichender. Grundsätzlich beide Seiten beüben um die Standbeinphase zu trainieren.

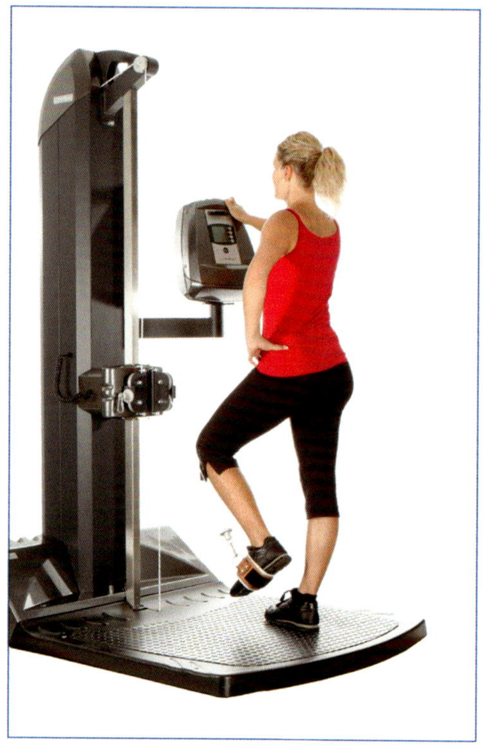

Übung 1
Instabiles Kniegelenk:
Extension aus Flexion stehend

- AS: Leicht vorgebeugte, stabile Haltung. Standbein gestreckt, Spielbein in Hüft- und Kniegelenk ca. 90 Grad gebeugt. Manschette ist am Fuß fixiert um das geschlossene System zu gewährleisten.

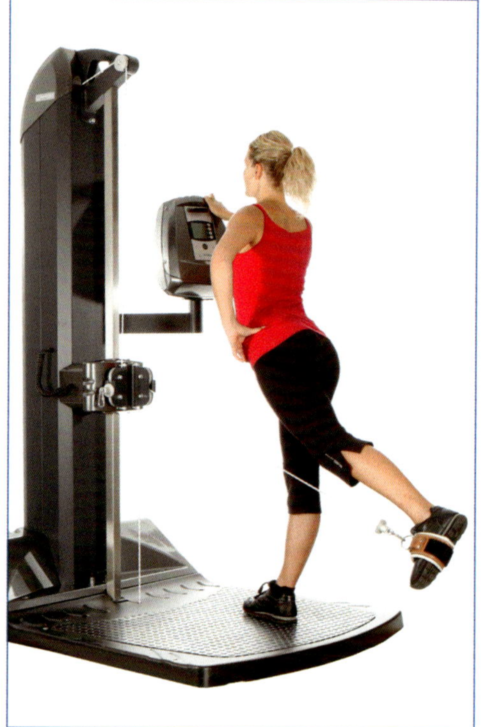

- ES: Aus flektierter Position in maximale Extension des Knie- und Hüftgelenkes in Verlängerung der WS bewegen.

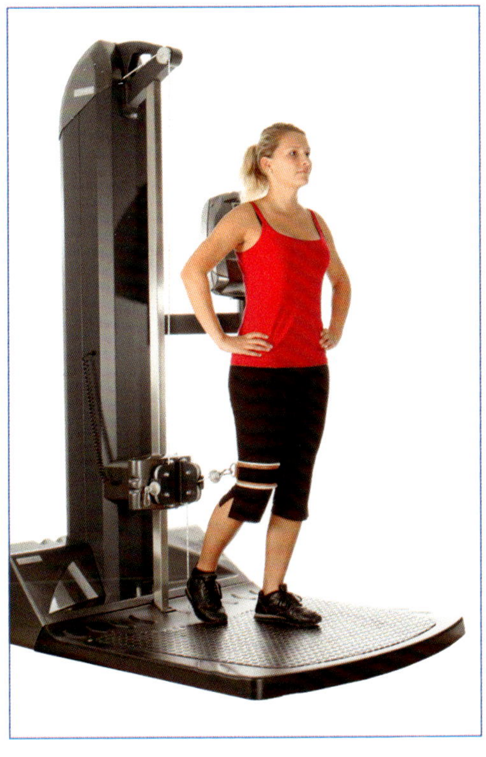

Übung 2
Instabiles Kniegelenk:
Flexion mit kurzen Hebel

- AS: Gerade stabile Haltung. Manschette oberhalb des Kniegelenkes fixiert um kein offenes System zu provozieren!

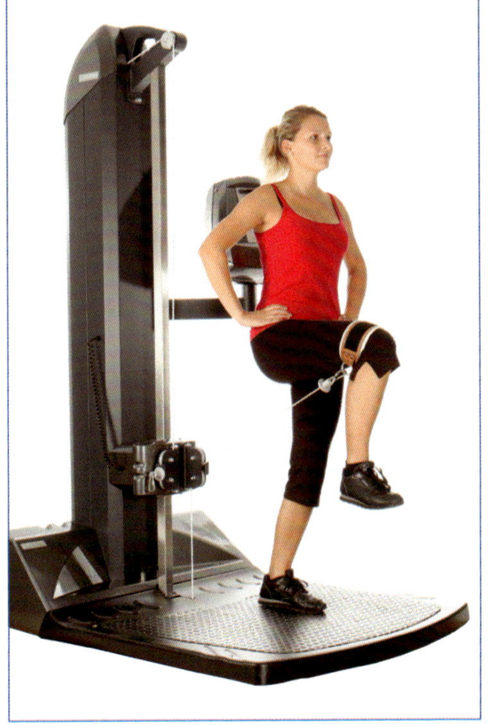

- ES: Oberschenkel anbeugen und Unterschenkel in der Endstellung leicht gebeugt anspannen.
- **Anmerkung:** Die Endstellung mit leicht gebeugter angespannter Muskulatur bewirkt eine CO-Kontraktion der Beugemuskulatur und verhindert eine vordere Schublade!

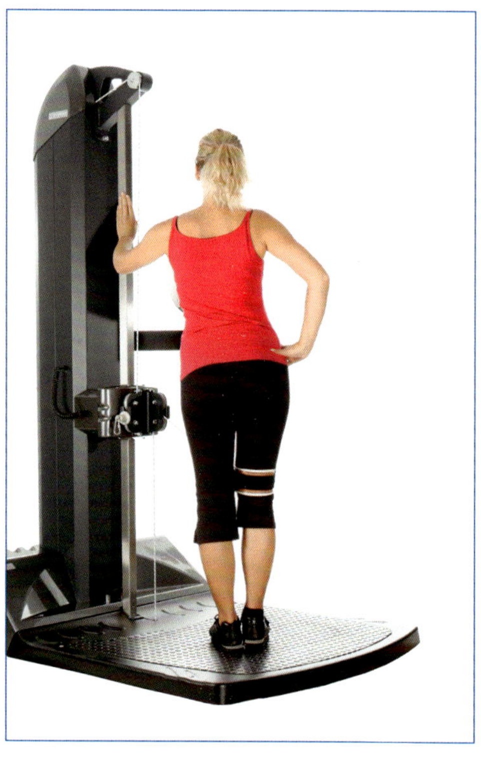

Übung 3
Instabiles Kniegelenk:
Abduktion kurzer Hebel

- AS: Gerade stabile Haltung. Spielbein gestreckt in Adduktion.

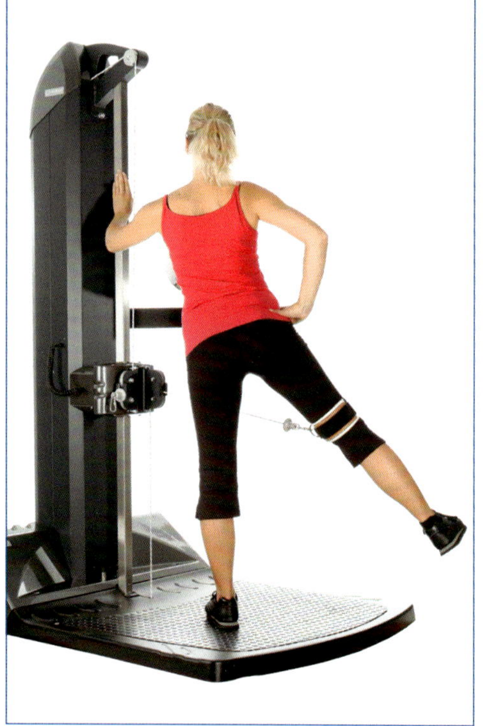

- ES: Spielbein gestreckt in Abduktion bewegen.

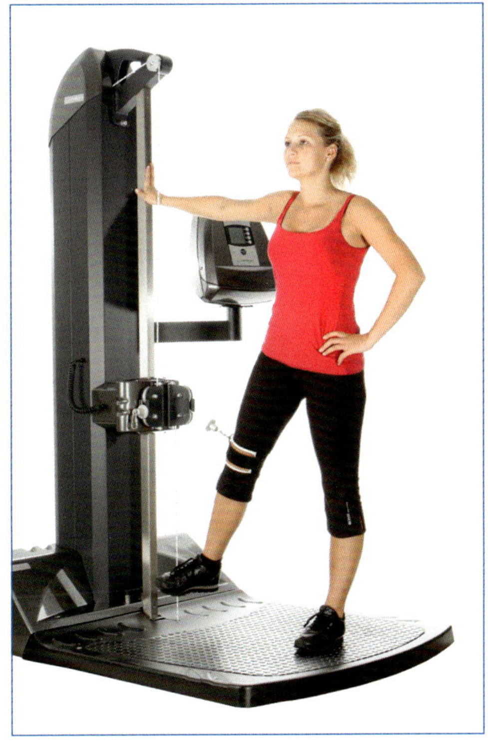

Übung 4
Instabiles Kniegelenk:
Adduktion kurzer Hebel

- AS: Gerade stabile Haltung. Manschette oberhalb des Kniegelenks befestigen. Spielbein in Abduktion einstellen.

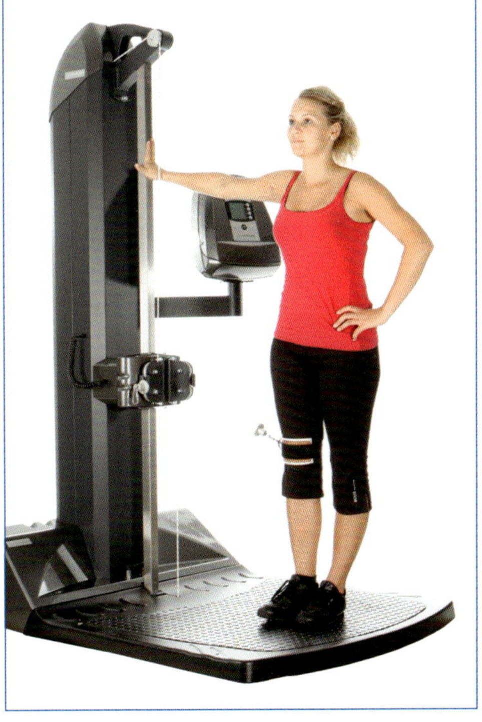

- ES: Spielbein in Adduktion zum Standbein bewegen.

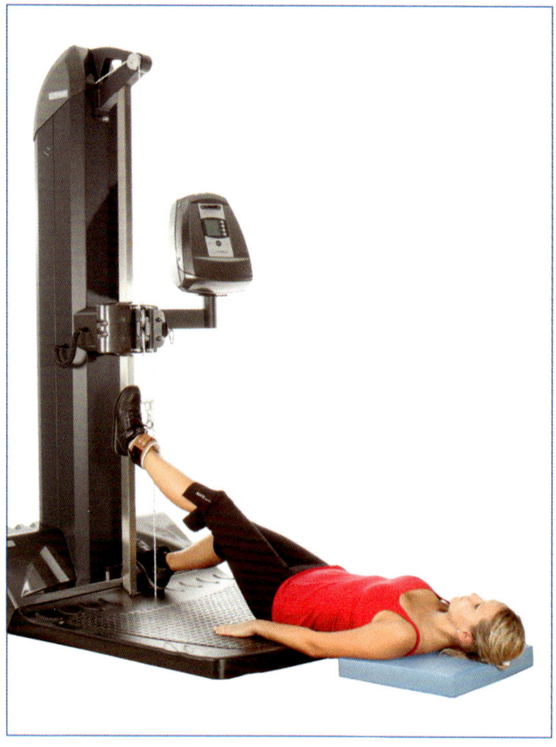

Übung 5
Instabiles Kniegelenk: Kniegelenksflexion in Rückenlage

- AS: RL gestreckter Körper. Spielbein in Hüftgelenk gebeugt und Kniegelenk gestreckt. Manschette oberhalb des Sprunggelenkes befestigen. Fußspitze zeigt in Richtung Kniescheibe.

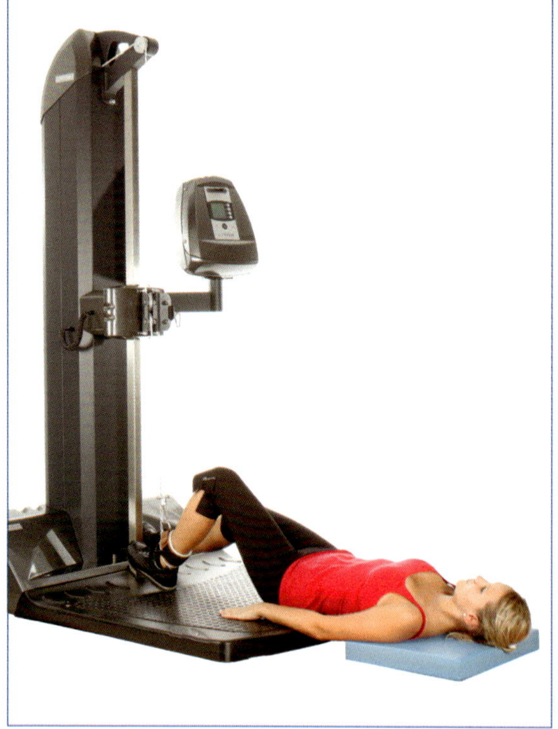

- ES: Spielbein im Kniegelenk beugen bis Ferse Boden berührt. Kniegelenksbeugewinkel beträgt dann ca. 70 bis 90 Grad je nach Beinlänge und mögliche Flexion des Hüftgelenkes.

18.6 Instabilität des oberen und unteren Sprunggelenkes

Instabilitäten des Fußbereiches können im Sport und Spiel durch permanente Bänderüberdehnungen ausgelöst werden. Nicht selten kommt es bei Stürzen zu Bandabrissen. Bandrupturen des äußeren Fußgelenkes werden inzwischen nicht mehr operiert weil sich dies als nicht praktikabel herausgestellt hat. Man setzt inzwischen auf Tape-Verbände oder Stützbandagen. Letztendlich geht es darum ein weiteres Umknicken bei instabilen Sprunggelenken zu verhindern. Die wirksamste Methode in Kombination mit Stütz- oder Tapeverbänden ist die Koordination. Koordinative Übungen bewirken eine bessere neuromuskuläre Ansteuerung des Nerv-Muskelsystems. Diese dadurch verbesserte Propriozeption verhindert weitgehend ein erneutes Umknicken. Zusätzlich unterstützt bei Läufern der individuell angepasste Laufschuh, dass die Stabilität im Bereich des OSG/USG verbessert wird. Auch die angrenzenden Gelenke wie Knie- und Hüftgelenk sollten ausreichend trainiert sein. Einlagen bei O- oder X-Beinstellung helfen, die Fehlstellung passiv zu korrigieren. Neben den Koordinationsübungen sind auch zusätzlich Übungen ohne Schuhe für die tief liegenden Fußmuskeln zu tätigen. Siehe hierzu auch die Grundübungen in Kapitel 17.7.

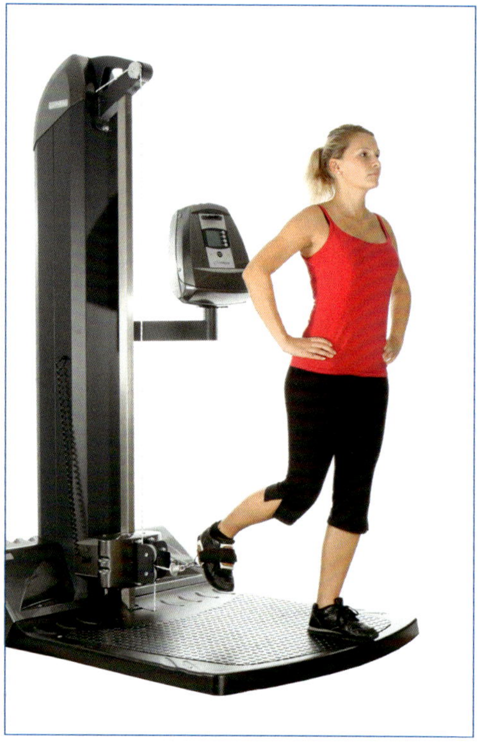

Übung 1
Instabilität OSG/USG: Kombination

- AS: Stabile Haltung. Spielbein in Hüfte gestreckt, in Kniegelenk leicht gebeugt. Fußspitze in Richtung Kniegelenk fixieren. Fußmanschette am OSG.

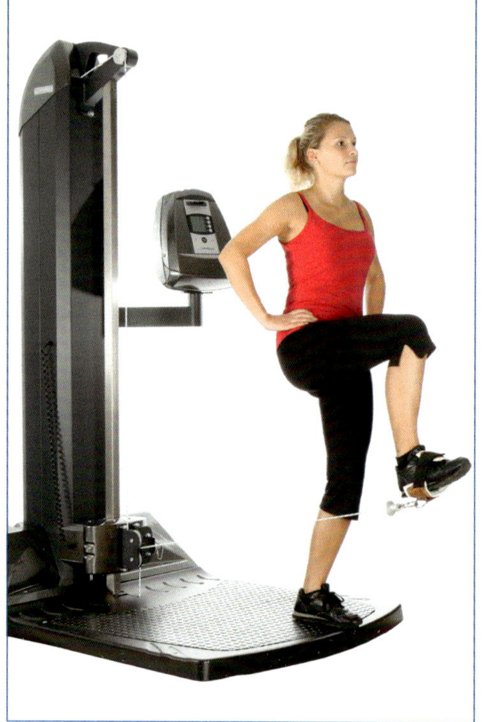

- ES: Hüfte, Knie und OSG in Flexion mit Pronation bringen.

- **Anmerkung:** Auf dem Standbein kann zusätzlich die Ferse angehoben werden. Beide Seiten werden somit im Wechsel gut trainiert.

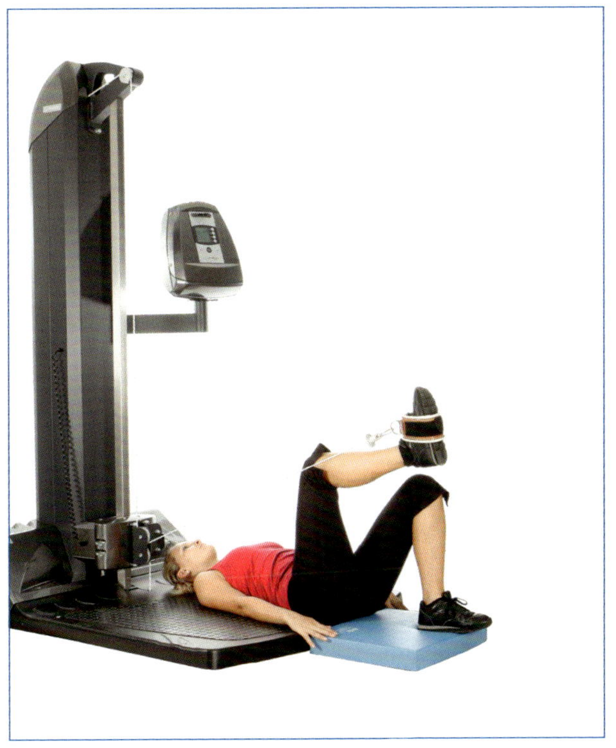

Übung 2
Instabilität OSG/USG:
RL aus Flexion in Extension

- AS: RL mit Spielbein in Hüft- und Kniegelenk 90 Grad gebeugt. Fuß in Dorsalflexion mit Manschette am OSG.

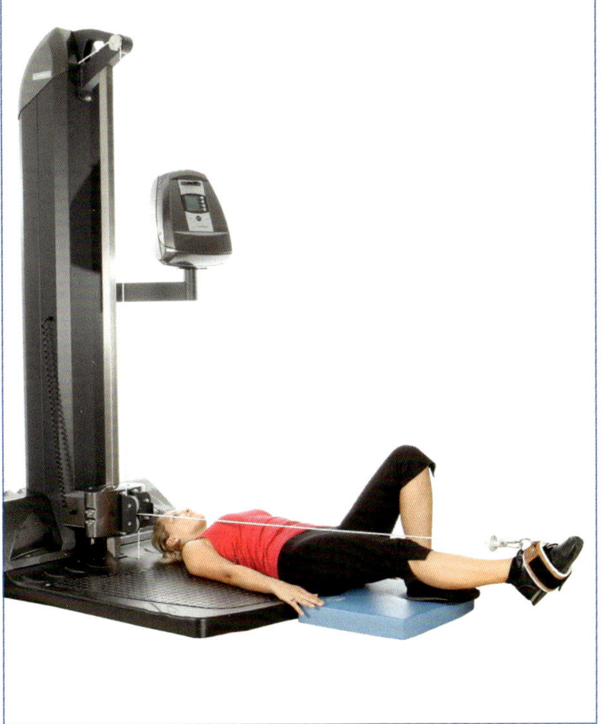

- ES: Spielbein in Hüft-, Knie- und Sprunggelenk in Streckung bringen.

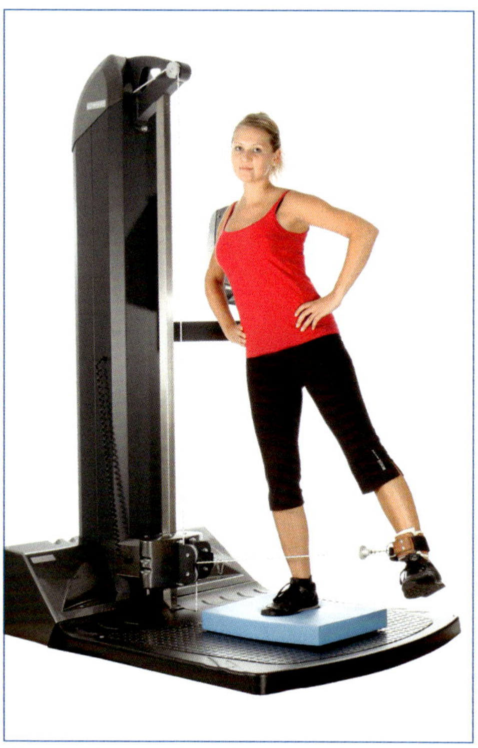

Übung 3
Instabilität OSG/USG: Gleichgewicht mit Airex-Pad

- AS: Stabiler Einbeinstand soweit möglich ohne Halten. Fußmanschette oberhalb des Fußgelenks.
- ES: Spielbein in allen 4 Bewegungsrichtungen abwechselnd bewegen.
- Die Abduktion ist abgebildet (dazu Adduktion, Extension, Flexion).
- **Anmerkung:** Abwechselnd beispielsweise 10 bis 15 relativ kleine Bewegungen ausführen, so dass durch die instabile Unterlage kein Umknicken provoziert wird. Mit der Zeit wird der Stand sicherer, so dass der Bewegungsradius erweitert werden kann. Die Intensität sollte gering sein. Diese Übung kann auch auf einem Trampolin ausgeführt werden.

19 Literatur

Albrecht, K., Meyer, S. & Zahner L. (1997). *Stretching, das Expertenhandbuch. Grundlagen für Trainer und Sportler.* Heidelberg: Haug.

Alter, M. (1998). *Science of Stretching.* Champaign: Human Kinetics.

Badke, G. (Hrsg.). (1999). *Lehrbuch der Sportmedizin* (4. Aufl.). J. A. Leipzig: Barth Verlag, Hüthig GmbH.

Bauersfeld, K.-H. & Schröter, G. (1980). *Grundlagen der Leichtathletik.* Berlin: Sportverlag.

Bäumler, G. & Schneider, K. (1981). *Sportmechanik-Grundlagen für Studium und Praxis.* München: BLV Sportwissen.

Bell, R. D. & Hoshizaki, T. B. (1981). Relationships of age and Sex with Range of Motion of Serenteen Joint Actions in Humans. In *Canadian Journal of Applied Sports Sciences, Vanier, Ontario,* Vol.6, No 4, p. 202-206.

Bergmann, G. (o. J.). In vivo: *Messung der Belastung von Hüftimplantaten.* Berlin: Verlag Dr. Köster.

Blum, B. (1990). *Perfektes Stretching.* Sportinform Verlag, Franz Wöllzenmüller.

Boeckh-Behrens, W. U. & Buskies, W. (2001). *Fitness-Krafttraining. Die besten Übungen und Methoden für Sport und Gesundheit.* (2. Aufl.). Reinbek: Rowohlt.

Brown, R. D. & Harrison J. M. (1986). Effects of Strength Training Program on the Strength and Self - Concept of two Female Age Groups. In *Research Quarterly For Exercise and Sport, 57* (4), 315-320.

Buchbauer, J. (1999, 2011). *Präventives Muskeltraining zur Behebung von Haltungsfehlern* (3., verb. Aufl.). Schorndorf: Hofmann.

Buchbauer, J. & Buck, R. (2001). Theorie des Rollenzugapparates. In *Krankengymnastik - Fachzeitschrift für Physiotherapeuten, 5,* 824-827.

Buchbauer, J. & Kling, M. (2007). *Fit ab 50+ Fitness ist keine Frage des Alters.* Schorndorf: Hofmann.

Buchbauer, J. & Steininger, K. (1994, 2016). *Funktionelles Kraftaufbautraining in der Rehabilitation* (7., überarb. Aufl.). unter Mitwirkung von Dr. med. H.G. Eisenlauer. In 5 Sprachen übersetzt. Elsevier Urban & Fischer.

Buchbauer, J. (2008). Balance der Kräfte - Medizinisches Fitnesstraining bei Rücken- und Gelenkbeschwerden. Praxis - Evidenzbasiert. In *Zeitschrift für Physiotherapeuten, 4,* 426-434.

Buchbauer, J. (2000). Basiswissen der Trainingslehre. In *Physikalische Therapie und Praxis, 4,* 222-226.

Buchbauer, J. (2003). *Krafttraining mit Seilzug- und Fitnessgeräten - Die effektivsten Übungen unter Berücksichtigung sportartspezifischer Techniken.* 1. Auflage in Griechisch. Schorndorf: Hofmann.

Buckwalter, J. A., Goldberg, V. M. & Woo S. L.-Y. (Eds.). (1992). *Musculoskeletal Soft-Tissue Ageing: Impact on Mobility.* American Academy of Orthopaedic Surgeons Symposium.

Buskies, W. & Boeckh-Behrens, W. U. (1995). *Gesundheitsorientiertes Fitnesstraining, Ausdauer, Ernährung, Entspannung.* Band 2. Wehdemeier & Putsch Verlag.

Cochran, G. V. (1988). *Orthopädische Biomechanik.* Stuttgart: Enke Verlag.

Diem, C. J. (2002). *Walking.* Meyer & Meyer.

Ehlenz, H., Grosser, M. & Zimmermann, E. (1983/1985). *Krafttraining* (überarbeitete Auflage). München: BLV Sportwissen.

Einsingbach, Th. (1988). *PNF in Orthopädie und Traumatologie.* München: Pflaum Verlag.

Freese, J. (2001). *Medizinische Fitness.* Philippka-Sportverlag.

Freiwald, J. & Engelhard, M. (1993). Zu Einschränkungen der Beweglichkeit, deren Ursachen und möglicher Interventionen. In M. Hoster & H. U. Nepper (Hrsg.), *Dehnen und Mobilisieren; Waldenburger Trainings- Therapietage* (S. 72-101).

Freiwald, J. (1991). *Aufwärmen im Sport.* Reinbek: Rowohlt.

Garbe, G. (1987). Die Wertigkeit des Muskeltrainings im Gesundheitssport. In *Sporttherapie in Theorie und Praxis, 3* (1), 6 und 2, 5-6.

Gimbel, B. & Kalkbrenner, E. (1994). *Handbuch Körpermanagement.* Reinbek: Rowohlt.

Gottlob, A. (2001). *Differenziertes Krafttraining mit Schwerpunkt Wirbelsäule.* Urban & Fischer.

Grosser, M., Hermann, H., Tusker, F. & Zintl, F. (1987). *Die sportliche Bewegung. Anatomische und biomechanische Grundlagen.* München, Wien, Zürich: BLV Verlagsgesellschaft.

Harre, S. (Hrsg.). (1973). *Trainingslehre.* Berlin.

Hirtz, P., Hotz, A. & Ludwig, G. (2000). *Gleichgewicht.* Schorndorf: Hofmann.

Hirtz, P. & Hotz, A. & Ludwig, G. (2003). *Bewegungsgefühl.* Schorndorf: Hofmann.

Hollmann, W. & Hettinger, T. (1990, 2000). *Sportmedizin - Arbeits- und Trainingsgrundlagen* (3., durchgesehene Aufl.). Stuttgart: Schattauer Verlag.

Horn, H.-G. & Steinmann, H.-J. (2001). *Medizinisches Aufbautraining* (2. Aufl.). München: Urban & Fischer.

Jäger, M., Luttmann, A. & Laurig, W. (1990). Die Belastung der Wirbelsäule beim Handhaben von Lasten. *Der Orthopäde, 19,* 132-139.

Kapandji, I. A. (1985). *Funktionelle Anatomie der Gelenke, Rumpf und Wirbelsäule.* Band 3. Stuttgart: Enke Verlag.

Kapandji, I. A. (1992). *Funktionelle Anatomie der Gelenke, Obere Extremität.* Band 1. Stuttgart: Enke Verlag.

Klee, A. (2003). *Methoden und Wirkungen des Dehntrainings. Habilitationsschrift* (Forum Sportwissenschaft). Schorndorf: Hofmann.

Klein-Vogelbach, S. (2000). *Funktionelle Bewegungslehre* (5. Auflage, völlig neu bearbeitet von B. Werbeck und I. Spirgi-Gantert). Berlin: Springer Verlag.

Knebel, K.-P., Herbeck, B. & Schaffner, S. (1988). *Tennis Funktionsgymnastik.* Reinbek: Rowohlt.

Knebel, K.-P. (2005). *Muskelcoaching. Top in Form mit Stretching.* Reinbek: Rowohlt Taschenbuchverlag.

Kunz, M. (Hrsg.). (2003). *Medizinisches Aufbautraining. Erfolg durch MAT in Prävention und Rehabilitation* (2. Aufl.). München: Urban & Fischer.

Laser, T. (1988). *Lumbale Bandscheibenleiden Diagnostik und konservative Behandlung.* München: W. Zuckschwerdt Verlag.

Letzelter, M. (1983). *Trainingsgrundlagen.* Reinbek: Rowohlt.

Mader, A. & Heck, A. (1986). A theorie of the metabolic origin of anaerobic threshold In *Int. J. Sports Med. 7,* 45.

Magnusson, S. P., Simonsen, E. B., Aargard, P. & Kjaer, M. (1996). Biomechanical Responses to Repeatet Stretches in Human Hamstrings Muscle. In vivo. *The Am.J.Sports Med., 24* (5), 622-628.

Martin, D., Carl, K., Lehnertz, K. (1993). *Handbuch Trainingslehre* (2. Aufl.). Schorndorf: Hofmann.

Meusel, H. (1996). *Bewegung, Sport und Gesundheit im Alter.* Wiesbaden: Meyer & Meyer.

Milser, R. & Grafe, K. (1989). *Gesund und fit durch Konditionstraining und Wirbelsäulengymnastik.* Niedernhausen: Falkenverlag.

Olschewski, A. (1996). *Praxis der Rückenschule.* Heidelberg: K. F. Haug Verlag.

Peters, C. & Stemper, Th. (1999). *Laufen.* Niedernhausen: Falken Verlag.

Peterson, L. & Renström, P. (1987). *Verletzungen im Sport* (2., völlig neu bearbeitete Auflage). Köln: Deutscher Ärzte Verlag.

Preuße, U. & Horn, H. J. (1990). *Gezielte Hilfe bei Figurproblemen.* Sportinform Verlag GmbH Franz Wöllzenmüller.

Radlinger, L., Bachmann, W., Homburg, J., Leuenberger, U. & Thaddey, G. (1998). *Rehabilitative Trainingslehre.* Stuttgart: Thieme.

Rieder, H. (1983). Kinästhesie. In P. Röthig (Hrsg.), *Sportwissenschaftliches Lexikon* (S. 187). Schorndorf: Hofmann.

Roth, K. & Winter, R. (1994). Entwicklung koordinativer Fähigkeiten. In J. Baur, K. Bös & R. Singer (Hrsg.), S. 191-216.

Schmidbleicher, D. (1984). Strukturanalyse der motorischen Eigenschaft Kraft. *Lehre der Leichtathletik, 35* (30), 1785-1792.

Schmolinsky, G. (1980). *Leichtathletik.* Berlin: Sportverlag.

Seidenspinner, D. (2005). *Training in der Physiotherapie.* Berlin, Heidelberg: Springer.

Siegele, J. (2003). *Seilzugübungen.* Thieme.

Singer, R. N. (1985). *Motorisches Lernen und menschliche Leistung.* Bad Homburg: Limpert Verlag.

Stemper, Th. & Wastl, P. (1994). *Das richtige Trainingsprogramm.* Time life Bücher (Hrsg.). Amsterdam: Fit u. Gesund.

Taylor, H., Buskirk, E. & Hentschel, A. (1955). Maximal oxygen uptake as an objektive measure of cardiorespiratory performance. *J.Appl. Physiol. 8,* 73.

Tittel, K., (1994). *Beschreibende und funktionelle Anatomie des Menschen* (12. Aufl.). München: Urban & Fischer Verlag.

Uhlenbruck, G. (1990). Immunkompetenz, Krebs und Sport, Streß und sportliche Aktivität. In Allg. Deutscher Hochschulsportverband (Hrsg.), *Gesundheit in Bewegung* (S. 84). Bremen: Ge Spu Er.

Van Wingerden, B. A. M. (1998). *Connective Tissue in Rehabilitation.* Schaan: Scipro.

Weineck, J. (1994). *Optimales Training* (8., überarb. und erw. Aufl.). Balingen: Perimed - spitta Verlag.

Wilke, H. J., Neef, P., Caimi, M., Hoogland, T. & Claes, L. E. (1999). *Neue intradiscale In-vivo- Druckmessungen bei Alltagsbelastungen* (S. 16-24). Eigendruck mit persönlicher Genehmigung von Dr. Wilke zur Einsicht des Autors.

Zatsiorsky, V. M. (1996). *Krafttraining Praxis und Wissenschaft.* Meyer & Meyer.

Zichner, L., Engelhardt, M. & Freiwald, J. (Hrsg.). (1999). *Neuromuskuläre Dysbalancen.* Nürnberg: Novartis Pharma Verlag.

Zintl, F. & Eisenhut, A. (2001). *Ausdauertraining - Grundlagen - Methoden - Trainingssteuerung.* München: BLV Verlagsgesellschaft.